高次脳機能がよくわかる

脳のしくみとそのみかた

植村研一　浜松医科大学名誉教授

医学書院

著者略歴
植村研一（うえむらけんいち）

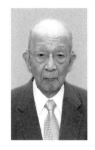

1933年生まれ．鹿児島県立川内高等学校卒．1959年千葉大学医学部卒．1962～1967年 State University of New York Upstate Medical College で生理学修士課程，脳神経外科レジデント教育を修了．1967年 Oxford 大学と London 大学附属 National Hospital for Nervous Diseases で臨床助手として勤務．1978～1999年浜松医科大学脳神経外科教授．現在，浜松医科大学名誉教授，日本医学英語教育学会名誉理事長．

高次脳機能がよくわかる 脳のしくみとそのみかた

発　行　2017年9月15日　第1版第1刷Ⓒ
　　　　2020年7月15日　第1版第3刷
著　者　植村研一
発行者　株式会社　医学書院
　　　　代表取締役　金原　俊
　　　　〒113-8719　東京都文京区本郷1-28-23
　　　　電話　03-3817-5600（社内案内）
印刷・製本　三美印刷

本書の複製権・翻訳権・上映権・譲渡権・貸与権・公衆送信権（送信可能化権を含む）は株式会社医学書院が保有します．

ISBN978-4-260-03195-0

本書を無断で複製する行為（複写，スキャン，デジタルデータ化など）は，「私的使用のための複製」など著作権法上の限られた例外を除き禁じられています．大学，病院，診療所，企業などにおいて，業務上使用する目的（診療，研究活動を含む）で上記の行為を行うことは，その使用範囲が内部的であっても，私的使用には該当せず，違法です．また私的使用に該当する場合であっても，代行業者等の第三者に依頼して上記の行為を行うことは違法となります．

JCOPY〈出版者著作権管理機構　委託出版物〉
本書の無断複製は著作権法上での例外を除き禁じられています．複製される場合は，そのつど事前に，出版者著作権管理機構（電話03-5244-5088，FAX 03-5244-5089，info@jcopy.or.jp）の許諾を得てください．

はじめに

　医学生はもとより脳神経内科学や脳神経外科学を専門としない臨床医にとって，脳のしくみ（脳の解剖・生理）は理解しにくいもので，まして脳のみかた（脳病変の有無とその局在の診断）などは不可能であると最初から諦めているのではなかろうか．基礎医学者の書いた脳の解剖や生理の教科書は，詳細で正確ではあっても，臨床の現場への活用には実践的ではない．

　一方，脳神経内科学や脳神経外科学の教科書に解説されている脳のしくみは，あまりに簡略化されていて，ことに人間にしか存在しない高次脳機能のしくみの理解や臨床研究に不十分な場合が多い．この意味では，脳神経外科医と神経解剖学者の共著による参考書は大変有用である[1]．

　大脳の機能局在を論じる場合，2つの立場がある．1つは症候論的立場で，失語，失認，構成失行などと臨床的に特徴ある症状や徴候をとらえ，それが大脳のどの部位で生じるかを論じる．これだとある症候が脳の複数の部位と関係する場合がある．脳神経内科の立場ではそれでよいだろうが，脳の手術をする脳神経外科の立場では困る．脳のどの部位を切開・切除したらどのような症候・後遺症が発生するかを解明するのが脳神経外科の立場の機能局在論である．

　著者が千葉大学医学部を卒業した1959年には，日本では脳神経外科は独立した診療科としては認められておらず，どの医学部にも脳神経外科学という講座はなく，一部の大学では外科の中で脳神経外科手術が行われていたが，千葉大学病院では脳神経外科手術はまったく行われていなかった．

　横須賀米国海軍病院でインターン（1959年4月～1960年3月）をしたが，ベトナム戦争で傷害を受けた米兵が毎夜20名ほどヘリコプターで運ばれてきた．ここにはNeurosurgery（脳神経外科）が独立した診療科として存在し，顔面頭部はもとより，脊椎・脊髄や手足の末梢神経に損傷を受けた患者の診療と手術を行っていた．この新しい診療科の存在は，われわれインターンにとっては大変な驚きで，卒業した13名の中から著者を含めた3名が，脳神経外科専門医を目指して留学したのであった．

当時米国では，脳神経外科専門の卒後教育（レジデント教育）を受けるには，1年間のインターンと1年間の一般外科のレジデント教育が義務づけられていた．横須賀米国海軍病院のインターンは米国では認められていなかったので，米国ではインターンから始めなければならなかった．

　著者はカンザス市の聖マリア病院（St. Mary's Hospital）でインターンと一般外科レジデント教育を受け，ニューヨーク州立大学アップステイト医学部（State University of New York Upstate Medical College, SUNY-UMCと略）で脳神経外科レジデント教育を受け，さらに英国のオックスフォード大学とロンドン大学附属国立神経疾患病院（National Hospital for Nervous Diseases）で各3か月の臨床助手を務めて，1968年1月に千葉大学病院第二外科に入局した．当時の牧野博安助教授（後に千葉大学医学部脳神経外科初代教授）は，カンザス大学医学部脳神経外科でレジデント教育を受け，著者が渡米したときにすれ違いで帰国し，千葉大学病院で脳神経外科手術を創始した．著者がカンザス市に留学して，カンザス大学の脳神経外科カンファレンスに参加して初めて，牧野先生がレジデント教育を終えて帰国したばかりであることを知らされたのであった．

　当時米国では，脳神経外科専門医の資格取得には，3年間の脳神経外科のレジデント教育に加えて，最低半年間の基礎神経科学の研究が義務づけられていた．SUNY-UMC脳神経外科のRobert B. King主任教授は，著者の将来を考えて，半年間の神経科学の研究の代わりに，大学院の生理学教室で2年間の修士課程教育を受けるよう勧め，その学資の全額を脳神経外科講座から出してくださった．生理学教室では，神経生理学の研究には神経解剖学の研究も義務づけられていたため，著者は幸運にも神経生理学と神経解剖学の両方を学ぶことができた．

　神経生理学の修士号を得て[14]，臨床の現場でのレジデント教育を始めた途端に，患者の神経所見についてKing教授から生理学的説明を求められ，即答に窮した著者に，何のために教室が出資して大学院で研究させたのかと問いつめられ，涙の出る思いをしたことは今でも忘れることはできない．以来，55年におよぶ脳神経外科臨床の現場では，常に患者の神経所見の病態生理学的解明に努めてきた．その結果，帰国後に篠原出版から『頭蓋内疾患の初期診療 頭痛/頭部外傷/脳卒中――一般臨床医のためのポイント集』を出版して頭部外傷や脳卒中患者の急性期のプライマリ・ケアのレベルアップに努め[18]，医学書院から『頭痛・めまい・しびれの臨床――病態生理学的アプローチ』を出版して好評を得ることができた[20]．

その後，千葉大学医学部，浜松医科大学，岡山大学などで行ってきた「臨床に役立つ脳のしくみとそのみかた」の講義内容に加えて，脳のしくみからみたリハビリテーションや教育学にも言及して，出版することにした．医学生の脳の学習，臨床医の実地臨床の現場，後輩医師やコメディカルの指導教育に役に立てていただければ幸いであり，読者それぞれの立場からのご批判とご教示をお願いできれば幸いである．

　最後に，今回の出版に多大なるご支援をいただいた医学書院の皆様に心より感謝申し上げます．

2017年8月

植村　研一

目次

1 脳と心　1

- A 神経学と心理学 ………………………………………… 1
- B 心理生理学と神経心理学 ……………………………… 2
- C 人間の心と意識 ………………………………………… 5
- D 人間の死と脳幹死 ……………………………………… 8

2 大脳半球は3つに分ける　15

- A 従来の葉区分の限界 …………………………………… 15
- B 「知・情・意」をつかさどる脳の3区分 ……………… 16

3 中枢神経系の統合機構　19

- A 株式会社 中枢神経系 ………………………………… 19
- B Brodmannの大脳皮質野の分類 ……………………… 20
- C 大脳皮質と視床の連携と統合機構 …………………… 22

4 「知」をつかさどる感覚統合脳のしくみ　23

- A 体性感覚 ………………………………………………… 23
- B 聴覚 ……………………………………………………… 28
- C 視覚 ……………………………………………………… 31

5 「意」をつかさどる表出脳のしくみ　35

- A 運動皮質，運動前野，補足運動野の役割 ……………… 35
- B 脳障害による運動障害のしくみ ……………………… 40
- C 矛盾性歩行 …………………………………………… 42
- D 運動系を随意運動系と自動運動系に2分 ……………… 43
- E 非利き手の失行 ……………………………………… 47

6 感覚統合脳と表出脳の役割のまとめ　49

7 辺縁系（感情脳）のしくみ　53

- A 興奮と抑制―内側辺縁系と底外側辺縁系 ……………… 53
- B 記憶機構とその障害―症例HM氏からわかったこと …… 55
- C 記憶機構の2ルートと3段階 ………………………… 58
- D 数唱問題と数唱学習 ………………………………… 59

8 記憶学習の脳内機構　63

- A 脳内記憶機構のしくみ ……………………………… 63
- B 忘却と神経細胞死 …………………………………… 67
- C 脳の成長のしくみとその臨界期 ……………………… 68

9 大脳半球の左右差　73

- A 優位（左）半球の役割 ………………………………… 73
- B 優位半球の高次脳機能障害の簡単なみかた
  ―失語症と抽象化能力 ……………………………… 78

- C 劣位半球の役割 ……………………………………………… 79
- D 劣位半球の高次脳機能障害の簡単なみかた ……………… 80
- E 劣位半球の絵画能力 ………………………………………… 84
- F 数学と大脳半球 ……………………………………………… 84
- G 正中神経学 …………………………………………………… 85
- H 優位半球，劣位半球という用語からの脱却 ……………… 86

10 脳内機構からみたリハビリテーション　89

- A リハビリテーションの意義 ………………………………… 89
- B PT，OT，ST，MT，MKT の役割 ………………………… 90
- C リハビリテーションの向上 ………………………………… 94

あとがきにかえて
脳内機構からみた教育への提言　101

- A 日本における教育の問題点 ………………………………… 101
- B 学習の臨界期 ………………………………………………… 102
- C 学習・忘却曲線 ……………………………………………… 102
- D 効果的な学習の成立条件 …………………………………… 104
- E カリキュラム ………………………………………………… 110
- F 効果的学習評価・国家試験の改革 ………………………… 113

参考文献 …………………………………………………………… 115
索引 ………………………………………………………………… 117

1 脳と心

A 神経学と心理学

　日本では，医学は基礎医学 Basic Medical Sciences と臨床医学 Clinical Medical Sciences に二大別されているが，米国では基礎医学 Basic Medical Sciences，臨床前医学 Preclinical Medical Sciences，臨床医学 Clinical Medical Sciences に三大別されている．米国では，基礎医学には解剖学 Anatomy，生理学 Physiology，生化学 Biochemistry の三大科学が入り，臨床前医学には解剖学の臨床応用として病理学 Pathology，生理学の臨床応用として病態生理学 Pathophysiology，生化学の臨床応用として薬理学 Pharmacology がある．

　神経学 Neurosciences では，基礎医学として神経解剖学 Neuroanatomy，神経生理学 Neurophysiology，神経生化学 Neurobiochemistry，臨床前医学として神経病理学 Neuropathology，神経病態生理学 Neuropathophysiology，神経薬理学 Neuropharmacology，臨床医学として脳神経内科学 Neurology，脳神経外科学（中国と韓国では神経外科学という）Neurosurgery（Neurological Surgery, Surgical Neurology）がある．著者は当初精神医学も臨床神経学の中に入ると思っていたが，浜松医科大学の大原健士郎初代精神科教授に大反対されたいきさつがある．大原教授（当時）の考えでは，精神医学は臨床心理学の医学への応用分野とされていたようである．

　心理学 Psychology は，日本では文学部心理学科と教育学部心理学科があり，文学部心理学科が基礎的心理実験などを行っており，教育学部心理学科が教育心理学などを研究しているようである．基礎心理学は文学部，臨床心理学は教育学部に分かれていて，理解に苦しむ．

　著者は浜松医科大学脳神経外科教授に指名されたとき，日本医学教育学会の創設者の1人である吉利和初代学長から，新設医科大学のカリキュラム委員長を命じられたと同時に，日本医学教育学会への入会と，米国イリノイ大学医学部教育開発センター Center for Educational Development, University of Illinois Medical

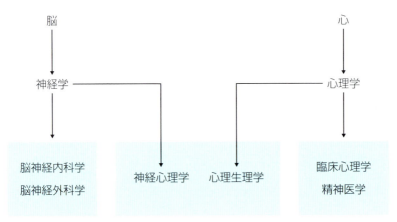

図 1-1　心理生理学と神経心理学
脳は神経学で研究対象となり，脳神経内科学と脳神経外科学として臨床応用される．
心は心理学で研究対象となり，臨床心理学と精神医学として臨床応用される．
医学分野から脳の心理機能の局在を研究する分野は神経心理学とよび，心理学分野からの研究は心理生理学とよぶ．

Center(CED)への3か月間の留学を命じられた．

　イリノイ大学では，医学部から数km離れたところに心理学部が独立して存在し，16くらいの講座があると聞いた．心理学といっても，常識的に考えただけでも，実験心理学，生理心理学，神経心理学，社会心理学，教育心理学，音響心理学，対人心理学，発達心理学，性心理学などいろいろあり，1つの学部を構成するのは当然であり，日本で文学部や教育学部の一部としか考えられていないのは大変な時代遅れといわざるを得ない．

B 心理生理学と神経心理学

　「心の底から感謝します I thank you very much from the bottom of my heart.」というように，昔は，東西を問わず心は心臓にあると考えられていたようである．医学と心理学の進歩により，「心（意識と精神活動）」は心臓ではなく，大脳に存在することが理解されるようになった．ここで図1-1を見ていただきたい．

　図1-1に示したように，脳は神経学 Neurosciences(Neurology と訳すと日本では脳神経内科の Neurology と区別できなくなる)の中で研究され，その臨床応

用が脳神経内科学と脳神経外科学である．一方，心は心理学の中で研究され，その臨床応用が臨床心理学と精神医学である．しかし，われわれの心は脳のどこに存在し，精神活動は脳のどこでどのような機序で営まれているのだろうかという研究が神経学の分野では1900年前後から活発に始まったのに比し，心理学の分野では近年のようである．

神経学の分野では，さまざまな心理機能障害をもった患者の死後の病理解剖により，たとえば，聞いた言語の理解に関与するウェルニッケ野 Wernicke area や発話に関与するブローカ野 Broca area，意識維持に不可欠の脳幹 brainstem（英国では brain stem と書く）の上行性網様体賦活系 ascending reticular activating system，運動野 motor area，各種の感覚野 sensory areas，記憶に関与する海馬 hippocampus，読字や書字に関与する皮質野 cortical areas の特定領野などが発見されてきたが，何といってもこの分野で大活躍したカナダのモントリオール大学の Wilder G. Penfield 脳神経外科教授（1891～1976年）を忘れてはならない．

Penfield が，てんかん患者や脳腫瘍患者の脳の切除にあたって，覚醒した患者の脳の表面を電気刺激して脳の各皮質野がどのような精神活動や行動と関与するかを綿密に検査して本にしたのはよく知られている[9]．Penfield が定年退職したときに，著者の恩師である King 教授が，ニューヨーク州立大学アップステイト医学部（SUNY-UMC）に招聘され，Penfield の特別講演を3時間にわたって聴くことができたのは大変な幸運であった．Penfield が講演の最後に，われわれ若手のレジデントに向かって，将来時間と金があったら側頭葉を研究せよと言ったことは今でも鮮やかに記憶に残っており，彼が側頭葉を強調した意味も今になってやっと理解できるようになった．

このように医学者が脳の心理機能の局在を研究する分野を「神経心理学Neuropsychology」とよんでいる．著者が留学から帰国した1968年ごろは，日本では京都大学精神科の大橋博司教授（当時）を中心に神経心理学がさかんに研究されていた．現在は日本神経心理学会や日本高次脳機能障害学会（旧日本失語症学会）が中心となってこのような研究を推進している．

一方，近年になって，一部の心理学者が心理機能が脳のどこでどのように営まれているかを，医学部にきて研究するようになった．著者が留学した SUNY-UMC の生理学教室には，Preston 主任教授の下に教授が1人と助教授が3人おり，この助教授の中の2人が心理学者で，さかんに動物実験で脳の心理機能を研

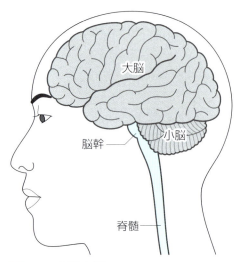

図 1-2　人間の脳

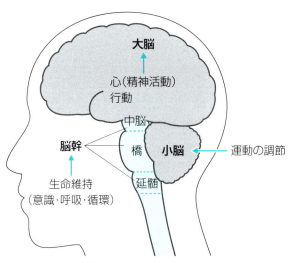

図 1-3　脳の代表的機能
大脳は精神活動・行動に関与し、中脳・橋・延髄から構成される脳幹は生命維持に関与し、小脳は運動の調節に関与する．

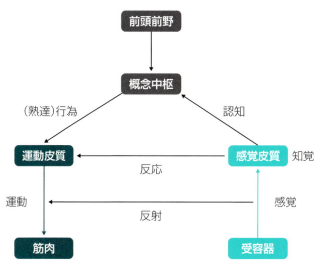

図 1-4　反射・反応と感覚・知覚
反射と反応：受容器で受けた刺激が大脳皮質を介さずに直接筋肉に及ぼす変化を反射，受容器で受けた刺激が感覚皮質に伝わり，感覚皮質から大脳皮質を介して運動皮質に伝わり，その結果として筋肉に運動を起こすものを反応と定義する．
感覚と知覚：感覚は受容器で受けた刺激が感覚上行路に沿って上行している状態をあらわし，感覚皮質に到達し意識した状態を知覚されたと定義する．

究していた．彼らは自分たちの研究分野を心理生理学 Psychophysiology とよんでいた．

C 人間の心と意識

　図 1-2 に示したように，人間の頭の中には大脳 cerebrum，小脳 cerebellum，脳幹と 3 つの脳があり，脊柱管 spinal canal の中の脊髄 spinal cord へつながっている．これらの代表的機能を模式的に示したのが図 1-3 である．

　心は脳のどこに存在し，どのような機序で営まれているかを議論する前に，心と意識活動との関係を考える必要がある．人間が外界の刺激に何らかの反応を示したからといって，その人に意識があるとはいえない．膝蓋腱反射や瞳孔の対光反射など無意識状態でも起こる反射もあるからである．しかし，音の聞こえた方

表 1-1 Glasgow Coma Scale (GCS)

Eye opening(開眼)	
spontaneous(自発的)	E4
to speech(言葉により)	3
to pain(痛み刺激により)	2
none(開眼しない)	1
Verbal response(言語性反応)	
oriented(見当識あり)	V5
confused conversation(錯乱した会話)	4
inappropriate words(不適当な発語)	3
incomprehensive sounds(理解できない音声)	2
none(発語なし)	1
Best motor response(運動反応)	
obeys(命令にしたがう)	M6
localizes(はらいのける)	5
withdraws(逃避)	4
abnormal flexion(異常な上肢屈曲)	3
extends(四肢伸展)	2
none(まったく動かない)	1

表 1-2 Japan Coma Scale(JCS:3-3-9度方式)

Ⅰ. 刺激しないでも覚醒している状態(1桁で表現)
0. 意識清明
1. 見当識は保たれているが,今ひとつはっきりしない
2. 見当識障害がある
3. 自分の名前,生年月日が言えない
Ⅱ. 刺激すると覚醒する状態—刺激をやめると眠りこむ(2桁で表現)
10. 普通の呼びかけで容易に開眼する(合目的的な運動,たとえば,右手を握れ,離せをするし,言葉も出るが間違いが多い)*
20. 大きな声または体を揺さぶることにより開眼する(簡単な命令に応ずる.たとえば握手)*
30. 痛み刺激をくわえつつ呼びかけを繰り返すとかろうじて開眼する(何らかの理由で開眼できない場合)*
Ⅲ. 刺激しても覚醒しない状態(3桁で表現)
100. 痛み刺激に対し,はらいのけるような動作をする
200. 痛み刺激で少し手足を動かしたり,顔をしかめる
300. 痛み刺激に反応しない

＊太田富雄:急性期から慢性期にかけての意識障害評価法の変遷.Clin Neurosci 26:608-611, 2008

向に顔を向けたり,まして問いかけに応答したら,意識があるといわざるを得ない.著者は腱反射や瞳孔対光反射のように,無意識下で(大脳皮質を介さずに)起こる変化を反射 reflex と定義し,外界の刺激を認知して(大脳皮質を介して)起こる行動を反応 response と定義して区別している(図 1-4).

　睡眠している人は外界の刺激に反応しないので,意識はない状態と考えられているが,夢を見ている状態では,心は働いている状態と考えられる.まったく意識のない昏睡の状態から完全に覚醒している状態まで,意識レベルの段階が英国と日本で提唱されている.急性期意識障害スケールとして,英国では Glasgow Coma Scale(GCS)が表 1-1 のごとく,日本では Japan Coma Scale(JCS)(別名:3-3-9度方式)が表 1-2 のごとく表示されている.

　心理生理学では感覚 sensation と知覚 perception を明確に区別している.眼に

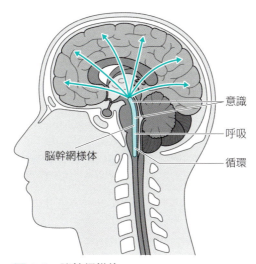

図 1-5　脳幹網様体
大脳皮質の活動は橋中部より上位の脳幹網様体（緑の部分）からの上行性賦活（⟶）により活動する．心はこの大脳皮質の活動に依存している．

　光が入れば，網膜で神経信号 nerve impulse に変換されて後頭葉の視覚皮質 visual cortex に伝達される．耳に音が入れば，蝸牛で神経信号に変換されて側頭葉の聴覚皮質 auditory cortex に伝達される．体の一部がふれられるとその刺激に対応した受容器 receptor で神経信号に変換されて，頭頂葉の体性感覚皮質 somatosensory cortex に伝達される．このような感覚信号がそれぞれの感覚上行路に沿って上行している状態を感覚といい，皮質に到達しそれを感じた状態をその刺激が知覚されたと定義されている．
　このように考えると，心は大脳皮質の活動に依存していると考えるのが妥当である．この大脳皮質の活動には，橋中部より上位の脳幹網様体 brainstem reticular formation からの上行性賦活が必要不可欠と考えられている．これを模式的に示したのが図 1-5 である．
　図 1-6a は中脳を横断した模式図である．脳幹網様体は脳幹の中心部にある．しかし，この部位が完全に活動停止すれば心（精神活動）は永久に停止すると簡単に考えてはならない．図 1-6b はニューヨーク州立大学アップステイト医学部（SUNY-UMC）の Lourie 脳神経外科准教授（当時）がレジデント時代に行った実験

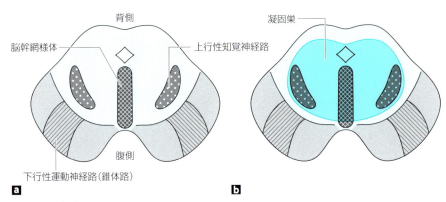

図 1-6 中脳
a：中脳の模式図（正常）．**b**：Lourie によるネコの中脳の凝固実験の模式図．
Lourie はネコの脳幹の中心部を 2 年かけて徐々に電気凝固したが，**b** の凝固巣に至るまでネコは正常なネコと同様の動きをした．脳幹の中心部を大きく破壊しても，時間をかけて行われた実験では意識は維持された．

結果の模式図である．Lourie はネコの脳幹の中心部をごくわずかずつ 2 年かけて徐々に電気凝固していったのである．毎回ネコは意識障害をきたすが，回復を待って小さな凝固巣を追加していった．この大きさになってもネコはさかんに動き回り，餌を食べて，ほかのネコと変わりない行動をしたそうである．脳幹網様体とその周辺を含めて脳幹の中心部が大きく，しかし徐々に，破壊されても意識は維持されるのである．

D 人間の死と脳幹死

　このようなことも考慮に入れると英国の Christopher Pallis 教授の提唱した「全脳幹死は人間の死である」という定義は十分納得できる．日本や米国が採用した全脳死こそ，一般社会の人々には納得されても，神経科学的には無理がある．たとえば大脳全体が不可逆的に機能を停止したとどう証明するのか，また小脳の機能停止が人間の死の定義に本当に必要なのかなど，不合理な点が多い．人間の死についての議論を集約したのが図 1-7 である[19]．
　図 1-8a は，人間の脳幹を含む頭部の冠状断面を模式的に示している．大脳と小脳は硬膜の続きであるテントによって境され，頭蓋腔はテント上腔とテント下

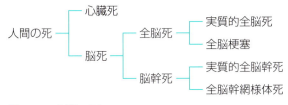

図 1-7　人間の死

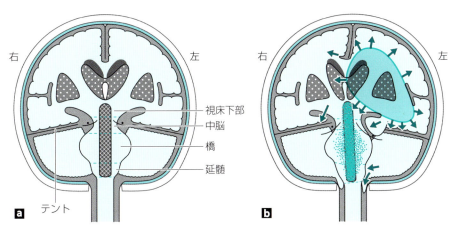

図 1-8　頭部冠状断面
a：正常解剖．大脳と小脳はテントによって境され，頭蓋腔はテント上腔とテント下腔に2分され，テントの穴を中脳が通る．
b：左大脳半球出血．出血により大脳半球の容積が増大するが，頭蓋腔の容積は増やすことができないため，側頭葉の内側がテント切痕から下へ押し出され，テント切痕ヘルニアが起こる．

腔に2分され，テントの穴をちょうど中脳が通っている．

　図 1-8b は，テント上の左大脳半球に大出血が発生したときの変化を示した模式図である．頭蓋腔の容積は増やすことができないため，大脳半球の容積が増大すると側頭葉の内側はテントの隙間（切痕）から下へ脱出する．これをテント切痕ヘルニアとよんでいる．この際，ヘルニアを起こした側頭葉はまず後大脳動脈を圧迫し，これがさらに第Ⅲ脳神経を圧迫して同側（左）の瞳孔が散大し，対側（右）の片麻痺が出現する．すると中脳中心部が循環障害を起こして内出血をきたし，脳幹網様体からの大脳半球の賦活が停止して患者は意識喪失する．さらに進行すると両側の上下肢が強く伸展し除脳硬直 decerebrate rigidity が出現する．さら

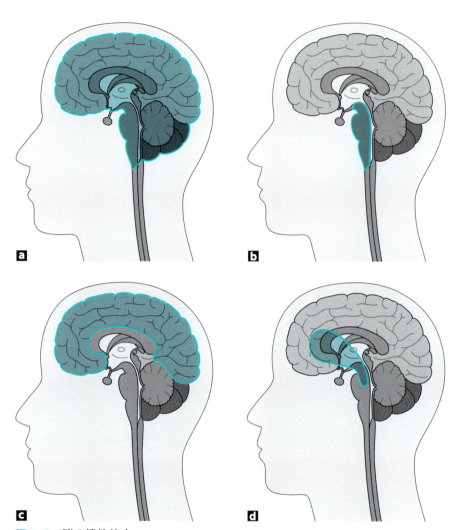

図 1-9 脳の機能停止
a：全脳死．b：脳幹死．c：植物状態（失外套症候群）．d：植物状態（無動性無言症）．
色づけした部分が機能停止を表している．

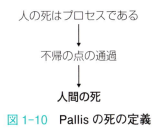

図 1-10 Pallis の死の定義

表 1-3 心停止後の機能維持期間

機能	維持期間
大脳皮質	4 分間
脳幹	8 分間
心臓の電気活動	15 分間
瞳孔の収縮	30 分間
深部腱反射	3 時間
角膜	12 時間
皮膚	48 時間
動脈	72 時間
骨	72 時間

に脳幹の機能停止が下部へ進展すると橋の障害で無呼吸となり(脳死状態)，延髄の障害で心停止し，心臓死となる．

　脳死については国により定義が異なり，図 1-9a は米国や日本が採用している全脳死，図 1-9b は英国と台湾が採用している全脳幹死の模式図である[19]．

　脳幹機能が維持されている限り，たとえ大脳半球全体が機能停止しても昏睡状態で生き続けることができる．これを模式的に示したのが図 1-9c で，失外套症候群型 apallic syndrome の植物状態 vegetative state である．図 1-9d は著者が 1967 年にオックスフォード大学に留学していた当時の脳神経外科教授であった Pennybacker が提唱した植物状態の模式図で，中脳から間脳前部が機能停止した無動性無言症 akinetic mutism とよばれる．

　人間の死は心臓死か脳死かの議論に明快な決着をつけたのが Pallis の理論である[19]．人間が爆発などの災害で瞬間死する場合を除いて，不治の病になると人間は死へ向かうプロセスをたどる．図 1-10 に示したように，この間，どこかの時点でいかなる高度な医療を施行しても救命できなくなる不帰の点 point of no return を通過するはずである．この時点で死のプロセスが開始したと考えるのが Pallis の死の定義である．

　表 1-3 に示したように，心停止後も機能を維持できる期間は大脳皮質(人間性の座：人間性は大脳皮質全体が正常に機能して形成される)では 4 分間，脳幹は 8 分間といわれている．たとえば，心停止しても 3 分で蘇生すれば完全に治癒するので心停止は不帰の点ではなく，心臓死は人間の死ではありえない．5 分後に蘇生すれば植物

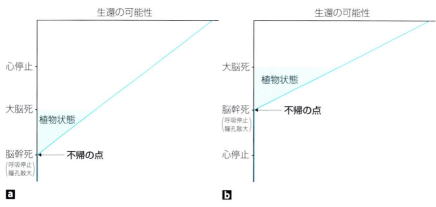

図 1-11　不帰の点
a：心停止後．**b**：心停止前．

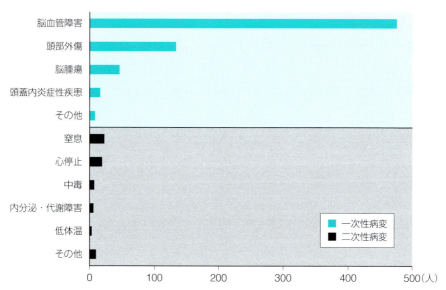

図 1-12　脳死の原因
脳死の原因は，脳血管障害，頭部外傷，脳腫瘍など，圧倒的に一次性病変としての脳損傷が多い．

状態で長期生存は可能である．しかし10分後に蘇生しても，脳幹は完全に不可逆的に機能停止するので，いかなる高度な現代医療を施行しても，心停止は避けられない．図1-11に示したように，死へ向かう不帰の点は，大脳ではなく，脳幹の完全な機能停止の時点以外にない．これがPallisの人間の死は脳幹死であるとする理論である[19]．なお，厚生省(当時)が1984年に発表した脳死の原因を示したのが図1-12である．

2 大脳半球は3つに分ける

A 従来の葉区分の限界

　図 1-2（→ 4 頁）に示したように，頭蓋骨の中には，大脳，小脳，脳幹の 3 つの脳があり，それが脊柱管内の脊髄につながっている．図 1-3（→ 4 頁）にこれら脳の機能を模式的に示してある．われわれの心（精神活動）と行動は大脳の働きであり，小脳は大脳が命じる運動を調節し，脳幹は意識維持には不可欠である．

　神経解剖学者の中には，視床下部 hypothalamus を含む間脳 diencephalon を脳幹に含める人がいるが，臨床的には脳幹は中脳 midbrain，橋 pons，延髄 medulla oblongata の 3 つに限らないと大混乱する．

　図 2-1 は，大脳と小脳の左半球の外側面を示したものである．前頭葉と頭頂葉は中心溝 central sulcus で，前頭葉と側頭葉はシルヴィウス溝 sylvian fissure

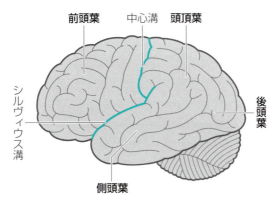

図 2-1　従来の葉区分
前頭葉と頭頂葉は中心溝で，前頭葉と側頭葉はシルヴィウス溝で明瞭に境界されているが，頭頂葉・側頭葉・後頭葉の間には境界線は存在しない．

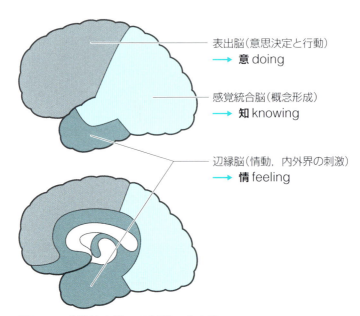

図 2-2 感覚統合脳・辺縁脳・表出脳
著者は大脳半球を概念形成にかかわる感覚統合脳，情動と内外界の刺激への反応にかかわる辺縁脳，意思決定と行動にかかわる表出脳に区分した．

で明瞭に境界されているが，頭頂葉・側頭葉・後頭葉の間には境界線はまったく存在しない．解剖学者は適当に境界線を引いているが，これは無理である．実験によく使われているマウス，イヌ，ネコの大脳には側頭葉は存在しない．側頭葉は霊長類になって初めて出現する．このことは頭頂葉・側頭葉・後頭葉が機能的に分割できず，1つの大事な機能を営んでいることを示している．

B 「知・情・意」をつかさどる脳の3区分

頭頂葉・側頭葉・後頭葉が解剖的に分割できず，1つの大事な機能を営んでいると考えた著者は以前からこの部位を感覚統合脳 sensory integrative brain と名づけ，大脳半球を図2-2 に示したように，感覚統合脳，辺縁脳 limbic brain，表出脳 expressive brain の3つに分けている[15, 22, 24, 25]．すると心理学や行動科学でいわれている知 knowing・情 feeling・意 doing にそれぞれ相当し理解しやすい．

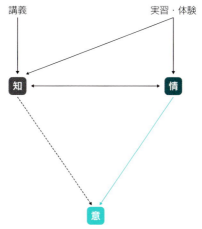

図 2-3　人間の行動の変容
講義で感覚統合脳を刺激するだけでは行動の変容は起こらない．実習・体験を通して感動すれば辺縁脳が刺激を受け，意思決定・行動にかかわる表出脳に刺激を伝え，行動変容が起こる．

　喫煙で肺癌のリスクがきわめて高まると熟知している医師がなかなか禁煙できないのは，人は知識だけでは行動（禁煙）を起こさないからである．しかしその医師が肺気腫などになって非常に苦しい呼吸困難を感じたら，即座に行動（禁煙）が起こる[15, 18, 22, 24, 25]．
　著者が留学したイリノイ大学医学部教育開発センター（CED）では「教育は教えることではなく，学習者の行動を望ましい方向に変容し，かつそれを習慣づけることである」と定義されている[22, 25]．講義で知識をつめこんでも学生の行動は変わらない．実験やシミュレーションで体験を通して感動すれば，行動は変わる．この関係を模式的に図示したのが図 2-3 である．教育で学習者の動機づけ motivation が重要視されるのもこのためである．また，情は外界からの刺激のみならず，空腹を感じたときに摂食するように内界の刺激にも反応する．
　生理学の世界では，1937 年に Papez が後述する内側辺縁系 medial limbic system という閉鎖神経回路を提唱したときに，これを情緒脳 emotional brain と提唱したが，多くの生理学者の反対で現在は使われなくなったので，著者もあえて辺縁脳という名称で学生に講義している[15, 22, 24, 25]．

前頭葉を表出脳とよぶのは，知と情の結果として人が起こす行動は，運動や動作のみではなく決断や選択も含まれ，自分の意思決定を何らかの形で表出するからである．このことから著者は表出脳とあえてよぶことにしたのである[15]．

　以下の章は説明の都合上，知・情・意の順ではなく，知・意・情の順に解説することを了承していただきたい．

3 中枢神経系の統合機構

A 株式会社 中枢神経系

　脊髄・脳幹・小脳・大脳からなる中枢神経系は下位から上位にいたる統合機構で機能している[13]ことをまず理解する必要がある．われわれの行為や動作のすべてを大脳皮質がいちいち指示・命令・統御しているわけではない．

　たとえば，平地で立位を保持しているときの姿勢保持について考えてみる．何らかの原因で体が前へ倒れそうになったとする．すると足関節が伸展し下腿の腓腹筋 gastrocnemius muscle とヒラメ筋 soleus muscle が伸展される．そして脊髄の伸張反射 stretch reflex でこの2つの筋が収縮して転倒を防ぐ．ところが，上り坂になった場合は，腓腹筋とヒラメ筋が伸展されるが，伸張反射が起これば後方に転倒してしまう．転倒を防止するにはこの2つの筋の伸張反射を抑制する必要があり，それを行っているのが小脳である．

　われわれが友人と会話しながら歩行している場合を考えてみる．大脳皮質の言語野 speech areas のおかげで会話をしていられるが，このとき，歩行に必要な動作を細かく指示しているわけではなく，むしろ無意識に歩行を続けている．これができるのは，後述するように，脊髄反射にくわえて，大脳の補足運動野や大脳基底核，小脳などが歩行という自動運動を実行しているからである．

　この中枢神経系の下位から上位への統合機構は会社の組織運営にたとえると理解しやすい．会社の通常業務は一般職員が担当し，大事な判断や業務になるにつれて係長，課長が指示・指導し，さらに重要な判断などは各部局の局長(大脳皮質の担当野)が直接指導し，最も重要な判断のみ社長が直接に決断・指示しているのとよく似ている．

　学生には，簡単な動作は脊髄という一般職員が指示し，ことの重要性が増すごとに，脳幹という係長や視床という課長が関与し，重要な判断を各部局の局長に相当する大脳皮質が関与し，最重要な案件のみ大脳皮質の特定の連合野にいる社長が決断している，と説明している．

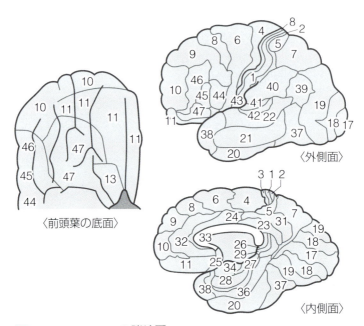

図 3-1　Brodmann の脳地図
図中の数字が Brodmann が組織学的に分類した大脳皮質の 52 領野をあらわしている．

B Brodmann の大脳皮質野の分類

　大脳皮質は部位ごとに組織的構造を異にしている．そのため，組織的構造の異なる部位は，それぞれ異なる機能を有していると考えられる．Brodmann は図3-1 に示したように大脳皮質を組織学的差によって 52 の領野に分類した[1]．教科書には他分類も提示されているが，Brodmann の領野が臨床の現場での病巣の局在診断に最もよく符合するので，本書ではこの分類のみを使用する．最近，Glasser らが機能的磁気共鳴画像法 functional magnetic resonance imaging（fMRI）を含む多様式解析法を使って大脳皮質を 180 の領野に分けられると報告しているが[2]，機能との関係が未解決なので，将来はともかく，本書では使用しない．

　多くの教科書では，図 3-1 の右半分に示した 2 つの図のみ提示されているが，これでは左半分の図に示した 13 野と 47 野は示されないことに留意してほしい．

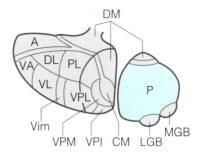

図 3-2 視床
A：前核 anterior nucleus，CM：正中中心核 centromedian nucleus，DM：背内側核 dorsomedial nucleus，DL：背外側核 dorsolateral nucleus，LGB：外側膝状体 lateral geniculate body，MGB：内側膝状体 medial geniculate body，P：視床枕 pulvinar，PL：後外側核＊posterolateral nucleus，VA：前腹側核 ventral anterior nucleus，Vim：中間腹側核 ventral intermediate nucleus，VL：外側腹側核 ventral lateral nucleus，VPI：後下側腹側核＊ventral posteroinferior nucleus，VPL：後外側腹側核 ventral posterolateral nucleus，VPM：後内側腹側核 ventral posteromedial nucleus.
＊著者による翻訳.

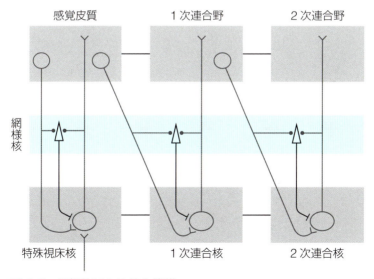

図 3-3 網様核による統合機構

C 大脳皮質と視床の連携と統合機構

　大脳皮質の各野は視床の特定の核と連携して機能している．たとえば，視床 thalamus の視床枕 pulvinar（図 3-2 の P）の一部はウェルニッケ野と連携しており，この核の障害で言語障害（感覚性失語症）が起こる．しかし，やがてこの失語は回復するが，それは側頭葉のウェルニッケ野が健在であるからである．

　また後述するように，ある低次機能を担当する皮質が受けた感覚情報を隣接する高次機能を担当する皮質が統合しているが，この統合機構にも，図 3-3 に示したように，視床の網様核 reticular nuclei が複雑に関与している．皮質のみで勝手に機能を統合しているのではない．以上を理解したうえで4章からの解説を読んでほしい．

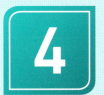

「知」をつかさどる感覚統合脳のしくみ

A 体性感覚

体性感覚とは？

 立体認知不能の患者さん

著者はこれまでに，左体性感覚連合野に釘を刺した患者2人を診察したことがある．2人とも目隠しされて右手に持たされた物が何であるか，どのような形をしているか，材料が何か（紙か金属かなども含めて），まったく認知できなかった．手術をして釘をぬき，脳浮腫が治ってから再度テストをしたら，2人とも即座に識別できた．この機能を立体認知 stereognosis とよび，この機能が失われた上記患者らの状態を立体認知不能 stereoagnosis，もしくは立体覚消失 astereognosis という．

図 4-1 を見てほしい．中心後回 postcentral gyrus（3・1・2野）が体性感覚皮質に相当する．身体の一部がふれられると，皮膚の受容器で神経信号に変えられ，その信号が対側半球のその部位に相当する皮質に投射されて，皮膚の刺激を認知する．身体のふれられた部位が正確に認識できるのは，体性感覚皮質に図 4-2 に示したような体性局在 somatotopy（somatotopic topography）が存在するからである．このことを講義の際に学生に理解させるために，著者は1人の学生を教壇に立たせて，目隠しをして，著者が学生の右手のある指をつかみ，どの指を著者がつかんでいるかを言わせている．われわれが真っ暗な部屋でも，たとえば蚊に刺されたとき，身体のどこが刺されたか正確にわかって蚊をたたくことができるのも，この体性局在のおかげである．

しかし，体性感覚皮質のみではふれられた部位は認知できるが，たとえば右手に何かを持たされた場合，何か持たされたことはわかるが，持たされた物が何で

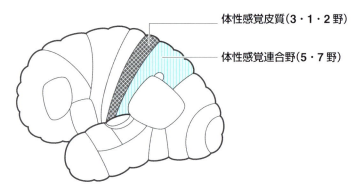

図 4-1　体性感覚に関与する大脳皮質
体性感覚皮質は，皮膚のどこがふれられたかを認知し，体性感覚連合野は視床と連携して体性感覚皮質で認知した刺激の正体を認知する．

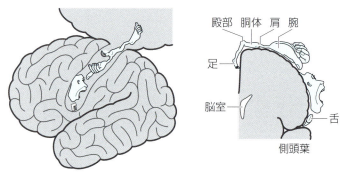

図 4-2　体性感覚における体性局在
体性感覚皮質には図のような体性局在があることによって，身体のふれられた部位が正確に認識できる．

あるかは判断できない．それを判断するためには，体性感覚皮質にきた情報が隣の体性感覚連合野 somatosensory association area (5・7野)（図 4-1）に移され，視床と連携して情報処理をしなければならない．講義では，著者は先ほどの目隠しされた学生の右手に，ボールペン，くし，メガネなどを持たせて，それが何かを言わせている．このとき，ほかの学生には声を出したり笑ったりすると被検者にヒントになるので，たとえ被検者の学生が間違えても，静粛にしているように指示している．

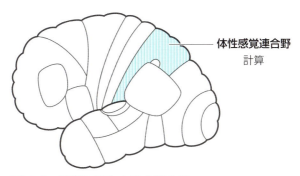

図 4-3　計算に関与する大脳皮質
計算は体性感覚連合野が担っている.

　最後に日本でしかできない最も難しい検査をする. それは, 100 円硬貨と 10 円硬貨の鑑別, 50 円硬貨と 5 円硬貨の鑑別である. この検査が難しいのは, それぞれの対の硬貨が厚さも形もまったく同じだからである. 外国の硬貨はたいてい値段によってサイズも形も異なっている. 被検者が中学生の場合, 握らせた瞬間に間違いなく識別できるが, 20 歳を超えている医学生では, 何回も慎重にさわったうえでやっと正解できるのが現実である.
　痛み・しびれの病態生理に関しては, すでにほかで詳説したので, ここでは省略する[28].

概念中枢 ideation center

　39・40 野をあわせた領域は頭頂連合野とよばれている. この部位は体性感覚のみならず後述する視覚と聴覚から入力したすべての感覚情報を統括して理解して概念を形成するところであるので, 著者は「概念中枢 ideation center」とよんでいる.

計算は体性感覚連合野が関与

　従来の教科書には概念中枢（頭頂連合野）で計算が行われていると書かれている. しかし, 幼児は数を覚え, 数え始めるとき, 手の指を折って 1 つ, 2 つと数え, 簡単な計算を指で行っている. そのことから著者は以前から計算は概念中枢（頭頂連合野）ではなく, 体性感覚連合野が行っていると考えていた（図 4-3）.

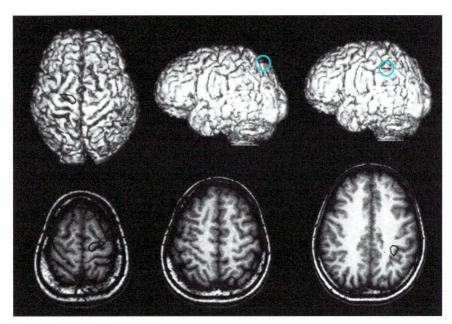

図 4-4 暗算時の fMRI 画像
緑の円で囲った部分の血流が増加している．

これを確認するにはこれまでは手術中の電気刺激しか方法がなかったが，最近は functional magnetic resonance imaging(fMRI)によって証明できるようになってきた．

図 4-4 は，若い男性が簡単な暗算をしているときの fMRI 画像で，体性感覚連合野の血流が増加していることが示され，計算は概念中枢(頭頂連合野)ではなく，体性感覚連合野が関与していることが証明された．

平衡感覚は体性感覚皮質の中の 2v 野で認知

耳の中には音を感受する蝸牛 cochlea と身体の傾きや回転などの平衡感覚を感受する前庭 vestibulum と半規管 semicircular ducts が入っている．聴覚は蝸牛から蝸牛神経 cochlear nerve を介して，平衡感覚は前庭神経 vestibular nerve を介して脳幹に送られている．従来の教科書には聴覚が側頭葉の聴覚皮質に投射されているので，平衡感覚も側頭葉に投射すると記載されてきた．

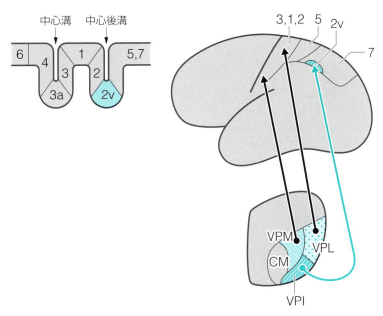

図 4-5　平衡感覚に関与する大脳皮質
平衡感覚を伝える VPI 核は 2v 野に投射している．また，顔面の体性感覚を伝える VPM 核は中心後回の顔面領域に，上肢・躯幹・下肢の体性感覚を伝える VPL 核は中心後回の上肢・躯幹・下肢領域に投射している．

　前述したように，実験によく使われるマウスやイヌ，ネコなどには側頭葉は存在せず，頭頂葉に投射している．人間では聴覚は側頭葉に投射しているので，平衡感覚も側頭葉に投射しているはずであると信じられていたのであろう．近年になってサルを使った数多くの実験や，ヒトの脳の定位脳手術中の電気刺激などから，平衡感覚は視床では体性感覚の中継核（VPM 核，VPL 核）の近くの VPI 核を通り，大脳皮質では図 4-5 に示したように 2v 野に投射していることが証明された[20]．身体の平衡は身体で感じているのだから，体性感覚皮質に投射していることこそ，むしろ当然といえる．めまいについては，ほかでわかりやすく解説したので，そちらを参照されたい[20]．

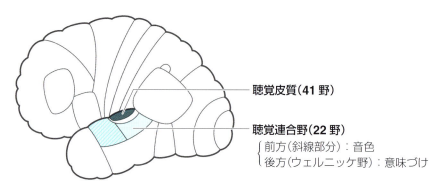

図 4-6　聴覚に関与する大脳皮質
耳に入った音は聴覚皮質で認知され，聴覚皮質で認知された音の意味づけを聴覚連合野が行っている．

B 聴覚

　体性感覚系や体性運動系がほぼ完全に交叉しており，左半身の体性感覚は右大脳半球に投射し，左大脳半球の運動野の興奮は右半身の身体の運動を誘発するのに対して，聴覚は半交叉していることを肝に銘じてほしい．右の耳に入った音は蝸牛で神経信号に変換され，脳幹の蝸牛神経核 cochlear nuclei に伝達された後，その約60％が対側の，残りの約40％が同側の図 4-6 に示された側頭葉の聴覚皮質(41野)に投射される．
　体性感覚皮質に体性局在があって刺激された身体の部位が正確に認知できるように，聴覚皮質は知覚した音の音程(振動数)にしたがって配列されており，このためプロの音楽家は聞いた音の正確な音程を識別できる絶対音感を有している．素人は音の高低は識別できても，正確な音程(振動数)は認識できない相対音感しか有していない．
　聴覚皮質の隣の42野が何をしているかは不明だが，さらにその隣の22野が聴覚連合野で，聞いた音の意味づけを行っている．聴覚連合野の前方は音色を認知し，後方が意味づけを行っている(図 4-6)．われわれが電話で声を聞いただけで誰の声かわかるのは，この前方の機能と考えられている．同じ周波数の音を聞いても，それが何の楽器の音であるかがわかるのもこの部位の機能であろう．プロの音楽家の場合，名器と初心者用のものなど，異なるヴァイオリンの音を識別できるのもこの部位の機能かもしれない．

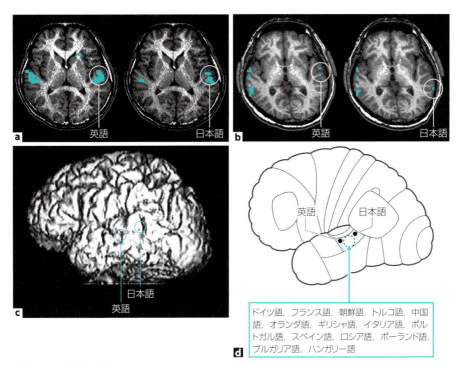

図 4-7　言語と脳
a：バイリンガルではない人の fMRI 画像．日本語を聞いているときも英語を聞いているときも，同じ部位の血流が増加している．b：バイリンガル（著者）の fMRI 画像．日本語を聞いているときと英語を聞いているときでは，血流の増加する部位が異なる．c：b の合成画像．d：多国語使用者のウェルニッケ野．

　右利き，左利きを問わず，多くの人が左半球の 22 野の後方で聞いた言葉の意味を理解するので，この部位をウェルニッケ野とよんでいる．右半球のこの部位は音楽の意味を理解しているのかもしれない．

　以前はウェルニッケ野全体で母国語を理解していると考えられていたが，近年になってワシントン州立大学脳神経外科の George Ojemann 教授がスペイン語と英語のバイリンガルの患者 16 名のウェルニッケ野を検査したところ，全員で例外なく英語に関与する小さな領域とスペイン語に関与する小さな領域が，たがいに最低 2 cm くらい離れて存在することを発見した[7]．彼を浜松医科大学に招聘して詳しく講演していただいた．

　そこで浜松医科大学で fMRI を使って以下の実験を行った．図 4-7a は英語の

論文を数多く読み書きしていたが，英語圏への留学の経験がないので，英会話はできなかった人のfMRI画像である．日本語のNHKのニュースを聞いているとき（右）も，英語のFar East Network（FEN）のニュースを聞いているとき（左）も左側頭葉のまったく同じ部位の血流が増加している．この人のウェルニッケ野には日本語中枢しかなく，英語を聞いたときも日本語中枢に伝達されるので英語を理解できないのであると考えられる．

　図4-7bはバイリンガルの著者のfMRI画像で，日本語を聞いたとき（右）はウェルニッケ野の後部，英語を聞いたとき（左）は前部の血流が増加している．これをコンピュータで合成したら，図4-7cが得られた．著者は高校，大学とドイツ語を学び，医学部でフランス語も多少学習した．さらに，60歳をすぎてから，外国に学会出張や旅行するたびに，その国の言語について，CDの聴き取りと日常会話の特訓を4か月間行った．それがそれぞれウェルニッケ野のどこに登録されたかは検査していないので不明だが，想像したのが図4-7dである．

　日本における英語教育の最大の失敗は，会話を軽視して，ひたすら文法と直訳の教育を中心に行ってきたために，ウェルニッケ野に英語の中枢が形成されなかったことに起因する[29,30]．中学で3年，高校で3年，大学教養課程で2年，計8年間も英語を学習しても，ほとんどの学生が英語をテレビやラジオで聞いても，まったく理解できないのは，ウェルニッケ野に英語の中枢が形成されていないからである[29]．

　飛行機で一緒になったハーバード大学東洋学部日本科の学生は，日本にきたことがなく，選択科目として日本語をたった2年間学習しただけで，きわめて流暢な日本語を話し，朝日新聞の社説を辞書なしで読めていた．これが米国における役に立つ外国語教育である．彼のウェルニッケ野には日本語中枢が形成されていることは，疑いの余地がない．効果的な外国語学習については，後述する．

C 視覚

> **症例　幻視のあるトラック運転手**
>
> 夜間トラックを運転中に突然眼前に女性が現れたので，急に避けたら避けた方向に女性も移動し，依然として車の前におり，懸命に右に左に急旋回しているうちにトラックが道路から田んぼに転落した患者がいた．右の蝶形骨縁髄膜腫 sphenoid ridge meningioma による右側頭葉てんかん発作を起こし，幻視が出現したと診断し，腫瘍を全摘して患者は治癒した．

　眼に入った光刺激は網膜 retina で神経信号に変換されて，視神経 optic nerve（視束 optic fascicle）→視交叉 optic chiasm →視索 optic tract →視床→視覚皮質（17野）に投射される．視野の中心部が視覚皮質の最後頭部に投射され，網膜のより周辺部ほど視覚皮質のより前方に投射されている．ここにも正確な部位局在がある．

　ここで両眼視を可能にする視交叉について理解を深める必要がある．外界から眼に入ってくる光信号は，レンズの役割をしている水晶体 lens により，左右上下逆転して網膜に投影される．視交叉による半交叉を模式図にしたのが図 4-8 である．

　両眼とも，左半分の視野から入ってくる光は網膜の右半分に投影され，神経信号に変換され，視神経に送られる．右網膜の右半分からの神経信号は交叉せずに，左網膜の右半分からの神経信号は交叉して，ともに右大脳半球の視覚皮質に送られる．右半分の視野からの光は，各網膜の左半分を介して，ともに左大脳半球の視覚皮質に送られる．同様に上下視野も逆転して視覚皮質に送られる．

　視覚皮質に送られた情報は，隣の 18, 19 野と順に統合されるが，サルを使った実験やてんかん発作の脳波解析などにより，頭頂葉方向と側頭葉方向で統合される内容が異なることがわかった．図 4-9 に示したサルの実験では，頭頂葉が障害されたサルは物体が左右のどちらに近いかが判定できなくなり（図 4-9a），側頭葉が障害されたサルは四角形と三角形の物体を識別できなくなった（図 4-9b）．頭頂葉が位置識別 spatial recognition，側頭葉が物体識別 object recognition の

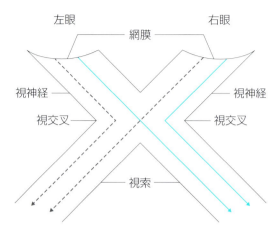

図 4-8　視交叉による半交叉の模式図
両眼とも左半分の視野から入ってくる光は網膜の右半分に投影され，神経信号に変換され，視神経に送られる．右網膜の神経信号は交叉せず，左網膜の神経信号は交叉して，ともに右大脳半球の視覚皮質に送られる（──→）．右半分の視野からの光は，各網膜の左半分を介して，ともに左大脳半球の視覚皮質に送られる（---→）．

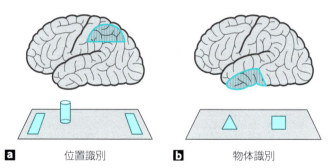

図 4-9　視覚における頭頂葉と側頭葉の機能
a：頭頂葉（緑の部分）が障害されたサル．物体が左右のどちらに近いか判定できないことから頭頂葉が位置識別の機能を有することがわかった．
b：側頭葉（緑の部分）が障害されたサル．四角形と三角形の物体を識別できないことから，側頭葉が物体識別の機能を有することがわかった．

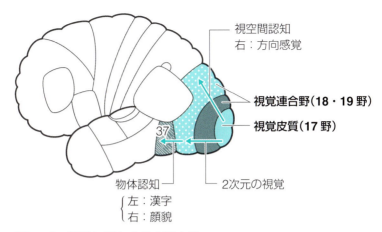

図 4-10　視覚に関与する大脳皮質
視覚皮質から送られる神経信号は，視覚連合野の頭頂葉方向では視空間認知が行われ，側頭葉方向では物体認知が行われる．頭頂葉障害（特に右半球）では方向感覚が障害され，地理失認をきたす．側頭葉方向では，視覚連合野では2次元の視覚像が感じられるが，37野まで進むと3次元の物体認知が起こる．右半球の37野では顔貌，左半球の37野では漢字が認知される．

機能を有しているのである．

　ヒトでは，図 4-10 に示したように，頭頂葉方向では視空間認知が行われる．そのため，特に右半球の頭頂葉障害では患者が地理失認をきたし方向音痴となることがよく知られている．側頭葉方向では物体認知が行われる．視覚連合野（18・19野）では，てんかん発作のときに，対側の視野にカーテンが見えるなどと2次元の視覚像が感じられるが，側頭葉の37野になると，3次元の物体認知が起こり，右半球では顔貌が，左半球では漢字が認知される．

5 「意」をつかさどる表出脳のしくみ

A 運動皮質，運動前野，補足運動野の役割

　表出脳は従来の前頭葉 frontal lobe に相当する．4野が中心前回 precentral gyrus であり，体性感覚皮質と同様に図 4-2（→ 24 頁）に示されている体性局在が存在する．この部位の1点を電気刺激すると対側の相当する筋が収縮する．われわれが好きな指を好きなように動かしてピアノが弾けるのもこの体性局在のおかげである．そのため中心前回を運動皮質 motor cortex または運動野 motor area とよび，随意運動と関係の深い錐体路の主要な起始部となっている．しかし，錐体路には大脳皮質のほかの部位からもかなり軸索が入りこんでいることも忘れてはならない．

　ここで図 5-1 を見ていただきたい．左大脳半球を上からみた模式図で，図の上部が前，下部が後ろで，左の図は外側面，右の図は内側面をそれぞれ横に開い

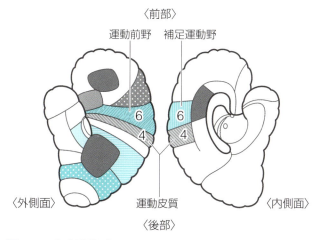

図 5-1　左大脳半球

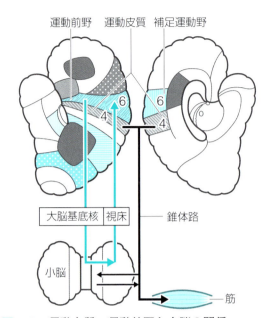

図 5-2 運動皮質・運動前野と小脳の関係
左半球運動前野から左半球大脳基底核を介して右側の小脳半球へ投射し，左半球の視床を介して運動前野に戻ってくる神経回路網（──▶）は新しい動作行為の学習に関与している．運動皮質から筋へ投射する経路は錐体路（──▶）といい，途中で小脳へ投射し，再び錐体路へ戻る回路があり，これが小脳の計測機能にかかわるフィードフォワード制御系である．

ている．運動皮質(4野)はシルヴィウス溝から内側の帯状回 cingulate gyrus まで帯状に広がっており，シルヴィウス溝に近いところから顔面，手の親指，人差し指，中指，薬指，小指，前腕，上腕，躯幹，上腿，下腿，足，趾と体性局在が配列されており，下肢と足・趾は内側面に配列されている．

運動皮質の前には6野があり，外側面では運動前野 premotor area，内側面では補足運動野 supplementary motor area とよばれている．この2つの領野が何をしているかを考えてみる．

新生児は泣く，手足をバタバタ動かす，乳房から乳を摂取することくらいしかできない．だんだんとお座り，ハイハイ，起立，歩行と運動能力を獲得していく．やがて言葉を話すようになり，さらには自転車に乗り，水泳，ピアノ演奏など複雑な行為ができるようになる．これらの運動行為の学習に脳のどこがどのよ

うにかかわっているのかを考えてみる．

　ここで図 5-2 を見ていただきたい．左半球の運動前野から左半球の大脳基底核 basal ganglia（BG）を介して，右側の小脳半球へ投射し，そこから左半球の視床の外側腹側核 ventrolateral nucleus（VL 核）を介して運動前野に戻ってくる大きな神経回路網 neural network（図 5-2 の━━▶）が存在する．この回路網が新しい動作行為を学習するのに必要と考えられている．

　また，運動皮質から筋へ投射する経路（錐体路：図 5-2 の━━▶）の途中から小脳の傍虫部 paravermian area に投射し，そこからまた錐体路に戻る回路がある．これが何をしているかを考える．小脳の重要な機能の 1 つに計測（測定）がある．たとえば，右手をのばして机の上の物体をつかみ取る場合，小脳が物体の位置を測定して，右手がちょうど物体に到達するようにする．小脳障害の患者では，手がいきすぎたり，届かなかったりする．前者が測定過大 hypermetria，後者が測定過小 hypometria とよばれる．いきすぎてから修正することを帰還制御 feedback control というが，これでは不便なので，到達する前に測定してちょうどそこへ到達するように調整する必要がある．この小脳の重要な機能を，フィードバックに対して，フィードフォワード制御 feedforward control という．錐体路から小脳へ投射してまた錐体路に戻る回路が，小脳のこのフィードフォワード制御系 feedforward control system である．

　たとえば，自転車乗りを学習することを考える．何回も転倒しながら試行錯誤を繰り返してやがて自由に乗り回せるようになる．転ばずに自転車に乗る運動プログラムが完成するとそのプログラムは補足運動野に保存記憶されると考えられている．その後，自転車に乗るときはこの補足運動野に記憶されたプログラムが両側の運動皮質に働きかけて，半自動的に自転車を操縦できるようになる．友人と話しながら自転車を操縦しているときは，友人との会話に神経を使い，自転車のことはほとんど考えずに操縦している．ところが，前方に障害物が出現すると，それを回避するために，右折または左折する．この補正は随意的に運動前野を使って行われると考えられている．

　図 5-3 に示したように，補足運動野は学習した複雑な運動プログラムを記憶して自動的な行為を行うので，記憶誘導自動運動 memory-guided automatic movements の遂行に関与していると考えられる．この機能で自動的に直進歩行しているときに障害物が出現した場合，それを回避するために右左折するが，この随意的な修正行為をしているのが運動前野であり，この部位の機能は外界誘導

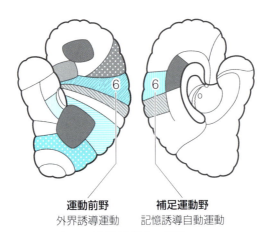

図 5-3　運動前野・補足運動野の機能
補足運動野は学習した複雑な運動プログラムを記憶し，自動的に行為を行う記憶誘導自動運動の遂行を担う．運動前野は記憶誘導自動運動中に随意的に修正行為を行う外界誘導運動の機能を有する．

運動 externally guided movements であると考えられる．

　この関係をわかりやすく図解する．自動的な直進歩行は，図 5-4a に示したように，「直進歩行をする」という意思が左前頭前野で決定されると補足運動野の直進歩行のプログラムが起動され，それが両側の運動皮質に伝えられ，必要な筋が収縮して直進歩行が遂行される．このとき勝手に右左折しないように運動前野の随意運動の誘発を抑制していることが必要と考えられる．

　次に図 5-4b を見ていただきたい．目前に障害物が出現し，右もしくは左へ迂回したり，交差点にきて右左折する場合，まずこれまで行ってきた自動的な直進歩行を止めなければならない．そのために，図に示したように前頭前野から補足運動野に運動抑制の信号を送り，同時に運動前野に迂回もしくは右左折の信号を送る必要がある．その結果，必要な迂回もしくは右左折の行為がなされる．このことを模式的に図示している．

　ここで錐体路のもう 1 つの機能を考えてみる．何か随意運動をするには，まず姿勢保持を解除する必要がある．人間は 2 足で起立しているので，随意運動をする際には，その前に姿勢保持筋（上肢の屈筋と下肢の伸筋）を抑制する必要がある．ネコやサルの運動皮質を電気刺激すると，姿勢保持筋（前肢ではネコの伸筋・サルの屈筋，後肢の伸筋）に強力な抑制信号がくることが証明されている[14]．

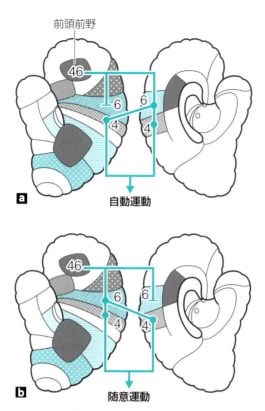

図 5-4 運動の機序
a：自動運動：前頭前野(46 野)で運動の意思が決定すると，補足運動野(6 野)の運動プログラムが起動し，両側の運動皮質(4 野)に伝えられ，自動運動が行われる．
b：随意運動：自動運動を停止する必要が生じた場合，前頭前野(46 野)から補足運動野(6 野)へ運動抑制の信号を送り，同時に運動前野から運動皮質に新たな信号が送られ，随意的な運動が行われる．

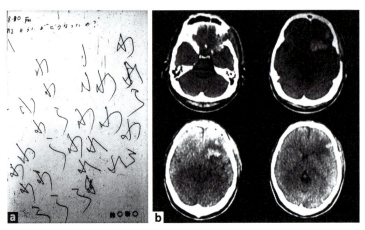

図 5-5　左前頭葉出血患者
a：筆談．「われら」を何度も書き続けた．
b：この患者の頭部 CT．左前頭葉に出血がみられる．

B 脳障害による運動障害のしくみ

症例　「われら」を書き続けた患者さん

　ある男性の入院患者が突然わけのわからないことを言い始めた．担当医が筆談をしようと思って，「どうしたのですか．ここに書いてください」と紙を渡すと，図 5-5a に示したように紙に「われら，われら……」と書き続けた．コンピュータ断層画像 computed tomogram (CT) を撮像したところ，図 5-5b に示したように左前頭葉の深部に出血がみられた．保存的療法で血腫が吸収されて，患者が回復してから，このときのことを尋ねたら，「わからない」と書こうとして「わ」と書き始めたら「われら」と書いてしまい，その誤りを訂正しようとして「わ」と書くと「われら」と書いてしまい，何回訂正しようとしても「われら」となってしまったとのことであった．

B 脳障害による運動障害のしくみ | 41

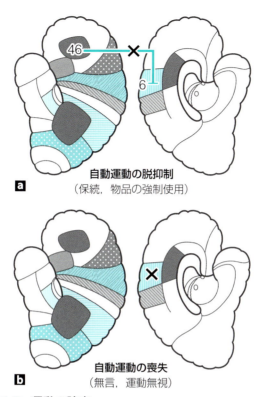

図 5-6　運動の障害
a：前頭前野(46野)から補足運動野(6野)への経路の障害があると，補足運動野が行っている自動運動を自分の意思で止めることができなくなる．このような症状を保続といい，物品にかかわる行為の保続については，物品の強制使用という．
b：補足運動野(6野)が障害されると，自動運動ができなくなるため，麻痺や言語障害がないにもかかわらず，言葉を発することができなくなったり(無言症)，障害側の対側の上下肢を動かせなくなる(運動無視).

　図5-6aに示したように，脳梗塞などによって前頭前野から補足運動野への経路が遮断された場合を考えてみる．この場合，自分の意思で補足運動野が行っている自動運動を止められなくなる．言語の場合，たとえばボールペンを見せて「これは何ですか」と問うて，「ボールペン」と正解したとする．次に腕時計を見せて「これは何ですか」と問うと，また「ボールペン」と答え，その後，何を見せても

「ボールペン」と答える．このような症状を「保続 perseveration」という．

　行為でも同じようなことが起こる．たとえば，患者にブラシを見せて「これを使ってください」と指示すると，患者はブラシで髪をとかし始めるが，やめることができなくなり，「もうやめてください」と言ってもとかし続ける．また，紙に字を書かせると，書き続け，紙がなくなると机や床にも書き続ける．行為の保続であるのだが，「物品の強制使用 compulsive manipulation of tools」といわれている．

　河村も報告しているように[32]，保続にはいろいろな種類があるが，著者の経験では，冒頭の症例のような運動性保続は前頭葉の障害，ことに半球内面の帯状回が関係している．この患者では，左前頭葉内出血があり，左前頭前野から補足運動野への自動運動の抑制信号が途中の帯状回で断たれたために起こった保続と説明される．血腫が吸収されたら保続も消失したのである．

　今度は図 5-6b に示したように，補足運動野が障害された場合を考える．この部位に限局する脳梗塞や外傷は少ないが，傍矢状洞髄膜腫 parasagittal meningioma によってこの部位が圧迫された患者で考えてみる．麻痺や言語障害がないにもかかわらず，言葉を発しない無言症 mutism，対側の上下肢を動かさない運動無視 motor neglect がみられる．軽症の場合は歩行時に対側の上肢を振らなかったり，反射的な返事がなかったりする．重症になると，麻痺がないのに，歩けと言われても，どう歩くかがわからなくなったり，寝ているときは自然に寝返りをしているのに，「寝返りしてください」と命じられると，どうしたらよいかわからなくなったりする．腫瘍を切除すると見事に正常な動作ができるようになる．

C 矛盾性歩行 paradoxical gait

　パーキンソン病患者に特徴的な症状で，図 5-7a に示したように，無地の床上で「歩いてください」と命じても，足がすくんで歩けない．患者の足の前に検者の足を出すとそれをまたぐことはできる．そこで，図 5-7b に示したように，床に患者の歩幅にあうように横線をはしご状にならべるとそれをまたぎながらすいすいと歩ける．この症状を矛盾性歩行 paradoxical gait という．

　患者の両側の腓腹筋に数分間通電すると，しばらくは無地の床上をすいすいと歩けるようになる．また定位脳手術で患者の視床下核に電極を植込み通電すると

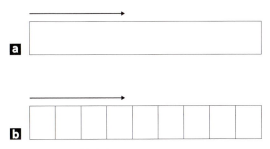

図 5-7　矛盾性歩行
パーキンソン病患者では，無地の床上(**a**)では足がすくんで歩けない「すくみ足歩行」という特徴的な症状があり，床に患者の歩幅にあうように横線をならべると(**b**)，横線をまたぎながら歩くことができる．この症状が矛盾性歩行である．

　正常に歩けるようになる．歩けるだけではなく，ジョギングもできるようになる．図 5-8a は患者の脳に定位脳手術によって電極を挿入しているところを示している．図 5-8b は植込まれた電極を示した頭部 X 線写真で，図 5-8c, d は経皮的に電気刺激するために植込まれた刺激発生装置を示している．
　ここで図 5-9 を見ていただきたい．運動前野から大脳基底核，視床，運動前野とつなぐ A 回路と，補足運動野から大脳基底核，視床，補足運動野とつなぐ B 回路の 2 つをきわめて簡略化して図示している．これに大脳基底核と視床下核の往復回路がくわえられている．パーキンソン病では，B 回路の機能が障害されるため，補足運動野による自動運動が抑制されて，無地の床上での自動歩行が不可能となるが，A 回路の機能は障害されていないため，はしご状の横線をまたぐ随意的なまたぎ歩行は可能である．また，視床下核の電気刺激によって B 回路が活性化されて無地の床上での歩行が可能となると考えられる．

D 運動系を随意運動系と自動運動系に 2 分

　従来の教科書には，運動系は錐体路系と錐体外路系に 2 分され，前者が随意運動に，後者が不随意運動に関与すると書かれていた．図 5-2 に示したように，運動皮質から内包，脳幹を経由して直接脊髄前角の運動細胞に投射する経路を錐体路といい，運動前野から大脳基底核，小脳，視床で神経細胞を交換しながら運

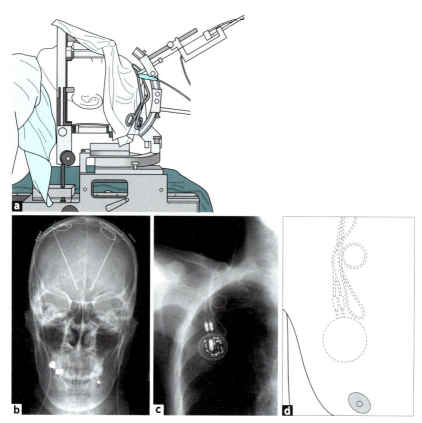

図 5-8　脳深部刺激療法 deep brain stimulation（DBS）
a：定位脳手術の術中のシェーマ．フレームを患者頭蓋に固定し，手術目標（この場合，電極の挿入箇所）の座標値を得て電極の植込み手術を行う．**b**：定位脳手術後の頭部 X 線写真〔三國信啓：機能的脳神経外科．児玉南海雄，峯浦一喜（監修）：標準脳神経科学　第 14 版．p335，医学書院，2017．図 11-9 より許諾を得て転載〕．電気刺激を行うための電極が挿入されている．**c, d**：前胸部皮下に植込まれた刺激発生装置．

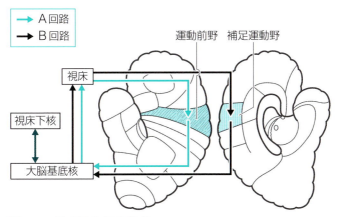

図 5-9　矛盾性歩行の機序
A 回路（⟶）：運動前野から大脳基底核，視床，運動前野をつなぐ回路．
B 回路（⟶）：補足運動野から大脳基底核，視床，補足運動野をつなぐ回路．
パーキンソン病では B 回路の機能が障害されるため，補足運動野による自動運動が抑制され，自動歩行ができなくなる．A 回路の機能は障害されていないため，横線をまたぐ随意的な歩行は可能である．また，脳深部刺激療法による視床下核の電気刺激によって B 回路が活性化されると歩行が可能となる．

動前野へ戻る回路が錐体外路である．随意運動を始めるには，まず錐体路を使って姿勢保持筋を抑制し，次に運動の開始の筋収縮を行う．ここまでは錐体路のみが関与しているが，それに続く随意運動の継続には，補足運動野も含めた錐体外路の支援が必要となるので，錐体路のみで随意運動は遂行できない．そこで，著者は長年にわたって学生講義では，運動系を，図 5-10 に示したように，随意運動系 voluntary motor system と自動運動系 automatic motor system に 2 分し，前者が運動前野，後者が補足運動野に関係していると説明している．これにより，従来説明困難であった矛盾性歩行も説明できるようになった．

　図 5-11 は，運動機能とその障害をわかりやすくまとめて図示したものである．運動を指示する運動関連皮質には，運動皮質，運動前野，補足運動野が含まれる．随意運動を正確に行う機序について，指鼻試験で考えてみる．

　指鼻試験（図 5-12）では，まず検者が被検者の眼前に検者の右手の人差し指の掌側を提示し，被検者に「あなたの右手（右片麻痺の患者では左手）の人差し指の掌側で自分の鼻の先を触ってから，私（検者）の人差し指に触ってください」と指

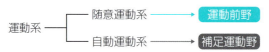

図 5-10　運動系の分類
運動系を運動前野が関係する随意運動系，補足運動野が関係する自動運動系に分類した．

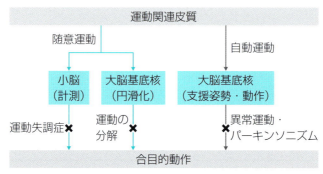

図 5-11　運動機能とその障害
運動関連皮質（運動皮質，運動前野，補足運動野）が指示する運動に関与する小脳，大脳基底核に障害が起こると運動失調症，運動の分解，異常運動，パーキンソニズムが起こる．

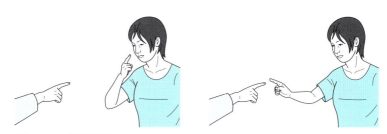

図 5-12　指鼻試験
被検者に被検者の鼻と検者の人指し指を触ってもらう．小脳に障害があると計測障害が起こり，指が目標に到達できなかったり，目標を触れなかったりする．また，運動の円滑化に関与する大脳基底核に障害があると，指鼻試験の際，途中で指を止めて方向転換し，指を再び動かす運動の分解が起こる．

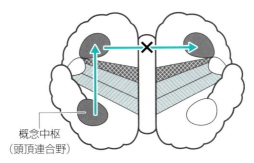

図 5-13　非利き手の失行
脳梁が障害された患者は左前頭葉の情報が右前頭葉に伝わらない．

示する．

　小脳が指と鼻の間の距離を計測してくれるので正確に遂行できる．小脳障害があると，測定過大や測定過小が起こる．

　しかし，指鼻試験の遂行に必要なのは計測のみではない．自分の鼻に向けていた右手の人差し指を相手に向けて方向転換しながら，かつ速度を調整しながら施行しなければならない．この機能には大脳基底核の関与が不可欠で，これがないと途中で運動を止めて方向転換してもっていくという運動の分解 decomposition of movements が起こる．

　随意的な動作には，それに適した姿勢（支援姿勢）の保持が必要であるが，これは無意識的に大脳基底核が行っている．また，歩くときに両手を振るといった支援動作も必要である．大脳基底核や視床の異常でさまざまな異常運動やパーキンソニズムが起こってくる．

E 非利き手の失行

　たとえば「右手で敬礼しろ」と命じられたら，その命令を左半球の概念中枢（頭頂連合野）で理解し，左前頭葉に伝えられて，左補足運動野に記憶された敬礼の運動プログラムが誘発されて右手で敬礼できる．「左手で敬礼しろ」と命じられたら，左前頭葉のプログラムが右前頭葉に移されて，右半球の運動関連皮質を介して左手で敬礼できる．ところが，たとえば，左右半球間の連絡線維束である脳梁 corpus callosum が腫瘍で障害された患者では，左前頭葉のプログラムが右前頭

葉に伝えられないので，左手に麻痺はないのに，敬礼できなくなる．この症状を「非利き手の失行 apraxia of the minor hand」という（図 5-13）．

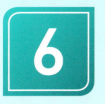

6 感覚統合脳と表出脳の役割のまとめ

　ここまで解説してきた感覚統合脳と表出脳の役割をまとめたのが図 6-1 である．まず感覚統合脳で，視覚皮質・視覚連合野，体性感覚皮質・体性感覚連合野，聴覚皮質・聴覚連合野を確認していただきたい．次に体性感覚連合野の中に平衡感覚皮質があり，左半球の聴覚連合野の後方にウェルニッケ野があることを確認していただきたい．次に 39・40 野は頭頂連合野とよばれ，概念中枢となってお

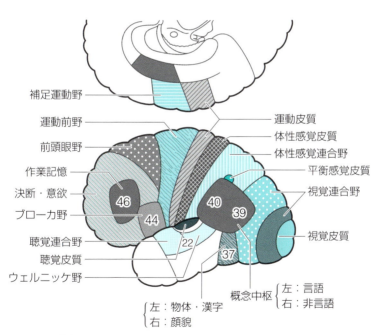

図 6-1　感覚統合脳と表出脳
感覚統合脳を構成する部位：視覚皮質・視覚連合野，体性感覚皮質・体性感覚連合野，平衡感覚皮質，聴覚皮質・聴覚連合野，ウェルニッケ野，概念中枢（39・40 野），37 野．
表出脳を構成する部位：運動皮質・運動前野・補足運動野，前頭眼野．

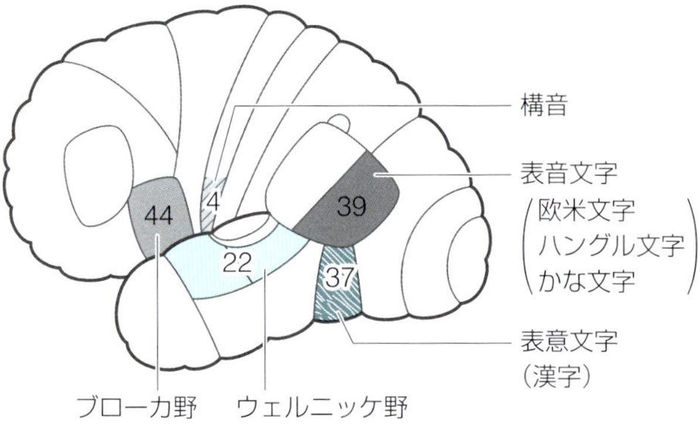

6 感覚統合脳と表出脳の役割のまとめ

図 6-2 構音と文字に関与する大脳皮質

（図中ラベル：44，4，22，37，39，ブローカ野，ウェルニッケ野，構音，表音文字（欧米文字／ハングル文字／かな文字），表意文字（漢字））

り，左半球が言語概念，右半球が非言語（視空間）概念に関与していることを確認していただきたい．最後に 37 野が，左半球では物体と漢字の認知に，右半球では顔貌の認知に関与していることを確認していただきたい．

　表出脳では，運動皮質・運動前野・補足運動野を確認していただきたい．運動前野の前に前頭眼野があるが，この部位を電気刺激すると両眼が対側を向くような眼球運動が誘発される．また，この部位が脳梗塞になると，眼球が対側を向けなくなり，対側の前頭眼野が両眼を同側に向けさせるので，両眼とも同側を向いたままとなる．これを眼球共同偏倚 conjugate deviation of eyes という．しかし，この部位は眼球だけではなく，強い刺激では身体全体が対側を向くようになる．運動皮質・運動前野・補足運動野・前頭眼野が運動関連領野であり，これより前の部分を前頭前野 prefrontal area という．

　前頭前野の機能を考えてみる．44 野はブローカ野で以前はこの部位がすべての発語に必要と考えられ，この部位の障害で運動性失語が発生し，患者は発語に必要な音韻の発音（構音 articulation）も困難となり，たどたどしい発語となり，ウェルニッケ野の失語が流暢性なのに対して，ブローカ野の失語では非流暢性となるとされてきた．しかし，図 6-2 に示したように，音韻の構音はブローカ野ではなく，運動皮質の口腔領域に関与する領野が関与しており，ブローカ野のみの障害では流暢性失語となることが示された．また，文字に関しては，アルファベットやハングル文字，かな文字のような表音文字 phonogram は 39 野に，漢字のような表意文字 ideogram は 37 野に登録されている．39 野を損傷すると欧米

人はすべての文字を読むことも書くこともできなくなるが，日本人や中国人では漢字は読めて書ける．
　著者が千葉大学医学部4年生（現在の6年生）のときに臨床実習で受けもった患者（高齢の男性）は，左脳梗塞による重度の右片麻痺と失語症があった．著者は読み書きもできないと思っていたが，臨床講義のとき，内科の教授が黒板に，「貴殿，近日中，退院可能」と書いたら，患者が涙を流して喜んでいたのを今でも鮮明に記憶している．
　46野は作業記憶 working memory に関与している．一連の動作からなる行為を行うには，それに必要な運動プログラムの組みあわせをこの部位に一時的に記憶して行動すると理解されている．

7 辺縁系（感情脳）の しくみ

A 興奮と抑制―内側辺縁系と底外側辺縁系

図 7-1a は頭部の正中断図で大脳・小脳・脳幹・脊髄の正中面を示している．こ こで小脳と脳幹を切除して側頭葉の内側面と間脳を中心とした辺縁系を示したの が図 7-1b である．これを模式化した図 7-2a で内側辺縁系 medial limbic system と底外側辺縁系 basolateral limbic system の 2 つを確認していただきたい．

内側辺縁系では，扁桃体 amygdala →海馬 hippocampus →脳弓 fornix →乳頭 体 mammillary body →帯状回 cingulate gyrus →帯状束 cingulum →扁桃体とい う Papez の閉鎖回路が中心となっている[5]．Papez はこの閉鎖回路が記憶と情動 emotion に関与すると主張した[8]．Yakovlev は前頭眼窩野 front-orbital area →鈎 状束 uncinate fasciculus →前側頭皮質 anterior temporal cortex（38 野）→扁桃体 →視床背内側核 dorsomedial thalamic nucleus →前頭眼窩野という閉鎖回路を発

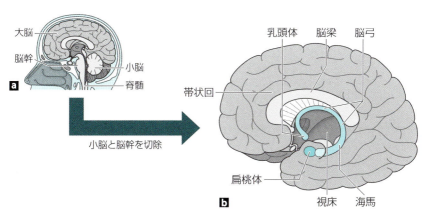

図 7-1 辺縁系
a：頭部の正中断図． **b**：辺縁系．
頭部正中断から小脳と脳幹を切除し，辺縁系を示したシェーマ．

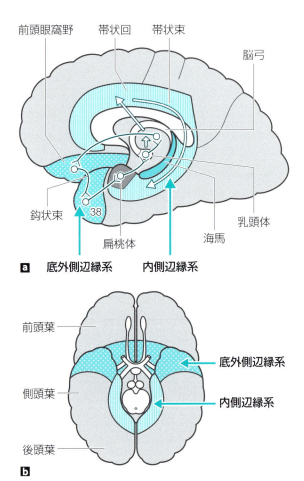

図 7-2　内側辺縁系と底外側辺縁系の模式図
a：正中面からみた図．白矢印は Papez の回路を，白丸と実線は Yakovlev の回路を示している．
b：腹側からみた図．

見し[17]，底外側辺縁系と命名した[5]．この両辺縁系を腹側からみたのが図 7-2b である．

　機能的には，内側辺縁系は感情の興奮，底外側辺縁系は感情の抑制に関与しており，感情の興奮に関与する内側辺縁系の中心をなす海馬が，後述するように認知記憶に関与していることはきわめて興味深い．動物では内側辺縁系を電気刺激

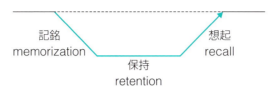

図7-3 記憶のプロセス

すると興奮してかみついてくるが，底外側辺縁系を刺激するとおとなしくなる．人間では，交通事故で前頭部を打撲することが多いが，そのときに底外側辺縁系を損傷すると，内側辺縁系が脱抑制され，大声を出したり，騒いだりする．

> **症例　前頭部を強打した患者さん**
>
> 30歳代の男性が，交通事故で前頭部を強打して入院した．数日間大声を出したり，看護師を怒鳴ったり，病室で騒いだりしていた．回復したときに，本人にMRI画像を見せて，底外側辺縁系の損傷があるので，感情の脱抑制が起こりやすいことを説明し，復職した職場で，たとえば上司に対して感情が興奮しそうになったときには，「ちょっと失礼します」と言って，トイレに入り，壁をたたくなどして，感情を抑制してから対話に戻るように指導した．

B 記憶機構とその障害—症例HM氏からわかったこと

ここで記憶機構とその障害について考える．図7-3に示したように，記憶のプロセスには，記憶中枢に入れる「記銘 memorization」，記憶中枢で記憶されたもの（記憶像）が壊れないように保存しておく「保持 retention」，必要なときに記憶中枢よりよび出す「想起 recall」機能がある．

テレビドラマで，長期間記憶が失われた結果，悲劇の物語が続き，最後に失われた記憶がよみがえってめでたく終わるという記憶障害をテーマとしたストーリーがよくある．正確にいえば，これは記憶障害ではなく，想起障害の物語である．記憶中枢で壊された記憶像が再生されるとは考えられず，想起できなかったものが想起できるようになったと考えるのが自然である．記憶は冷蔵庫に食物を

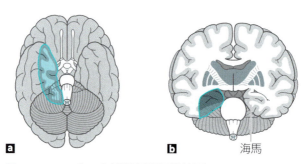

図 7-4 HM 氏の内側側頭葉切除範囲
a：腹側からみた図．**b**：冠状断像．
切除は両側性に行われたが，部位の説明のため，この図では片側を残してある．

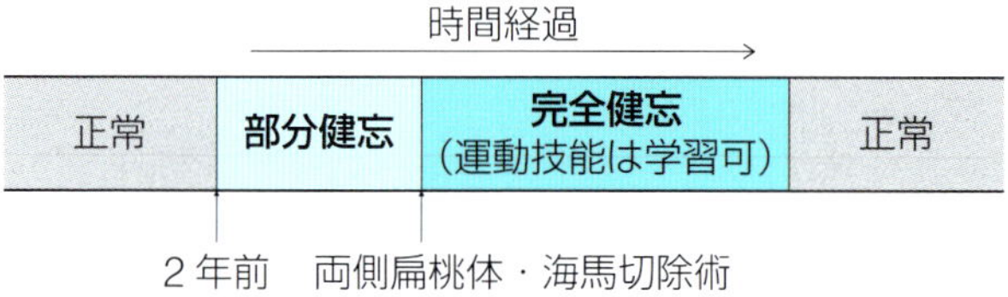

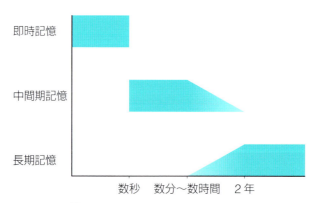

図 7-5 HM 氏の記憶障害の模式図

図 7-6 記憶の種類と保持時間

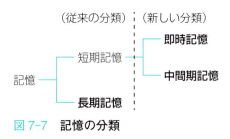

図 7-7　記憶の分類

保存しておくことにたとえると理解しやすい．もともと冷蔵庫に入れなかったものが出てくるわけがないように，記銘しなかった体験が思い出されるわけがない．冷蔵庫で腐ってしまったものが食べられないように，記憶中枢で崩壊した記憶像がよみがえることもない．冷蔵庫のドアが故障して開かなければ，中のものを食べられないように，想起障害があれば記憶されている像を想起することはできない．想起障害が回復すれば，保持されていた記憶像が想起されるようになるのであって，失われた記憶像が回復するわけではない．

　多くのてんかん患者の手術をして大脳機能局在を解明したのは Penfield であるが[9]，術後の患者の神経心理学的解析をして記憶機構を解明したのは Milner である[5, 10]．図 7-4 は，毎日頻回に側頭葉てんかん発作を起こした HM 氏に Scoville が両側海馬の切除を行った術後の模式図で，正常との関係をわかりやすくするために図の右には正常な側頭葉を示してある[12]．

　図 7-5 に HM 氏の記憶障害について，模式的に示した．当時 25 歳の HM 氏は両側の扁桃体と海馬を切除された．Milner による HM 氏の術後の記憶障害の解析は以下のようであった．HM 氏は術後認知体験をまったく記銘できなくなった．しかし，後述する数唱問題 digit span は 7 桁まで可能であった．手術前の 1〜2 年間の認知体験の記憶はかなり障害されていたが，2 年以上前の記憶はまったく正常であった．しかし，運動技能は学習によって向上するが，HM 氏は学習したことを覚えていないので，練習しないのになぜ運動技術が向上するのか理解できなかった[10]．

　この HM 氏の記憶障害から，記憶には体験直後の数秒間の即時記憶 immediate recall，2 年間までの中間期記憶 intermediate memory，2 年間より長期におよぶ長期記憶 long-term memory の 3 つがあることが判明した（図 7-6）[15, 16]．以前から，図 7-7 に示したように，臨床医学や臨床心理学の分野では，記憶は短期記

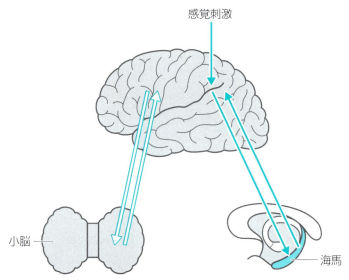

図 7-8　記憶機構の 2 ルートと 3 段階
a：運動技能の習得に必要な記憶系．小脳と前頭葉が関与する．
b：認知体験の記憶系．
即時記憶：外界からの感覚刺激は感覚皮質・感覚連合野に入り，数秒間保持される．
中間期記憶：感覚皮質・感覚連合野で保持された即時記憶が海馬に送られ，ここで 2 年程度保持される．
長期記憶：海馬で保持された中間期記憶が再び感覚連合野に送られ，保持される．

憶と長期記憶に 2 分され，多くの場合，長期記憶は障害されにくいが短期記憶は障害されやすいとされてきた．しかし，HM 氏の記憶障害から，短期記憶は，海馬が関係しない即時記憶と海馬の関係が不可欠の中間期記憶に明確にわける必要があることが示され，かつ海馬が障害されても長期記憶は障害されないことが示された[10]．

C 記憶機構の 2 ルートと 3 段階

　HM 氏が運動技能の学習には障害がなかったが，学習したという認知体験は記憶されなかったことから，記憶には運動技能の習得に必要な記憶系と認知体験の

記憶系の2つのルートがあることが判明した．前述の自転車乗りの習得で説明した運動技能の習得に必要な記憶系は前頭葉と小脳が関与する．この系では，即時記憶と中間期記憶の分類が認知体験の記憶系ほど明確ではないが，小脳が運動技能の習得に必要な中間期記憶に関与すると考えられている．

図 7-8 に示したように，外界からの感覚刺激が感覚皮質・感覚連合野に入り，そこで数秒間保持されるのが即時記憶と考えられる．数秒以上保持するには海馬に送られる必要があるが，ここでの記憶は，HM 氏以外にも，脳梗塞患者などでも，また霊長類を使った動物実験でも，2 年が限界と考えられている．それ以上長期に保持するには，もう一度感覚連合野に戻される必要がある．大脳細胞が喪失するアルツハイマー型認知症ではこの長期記憶障害がその特徴の1つであるように，長期記憶は感覚統合脳の脳細胞もしくはそのネットワークに保持されていると考えられる [15, 16]．

D 数唱問題 digit span と数唱学習 digit learning

数唱問題 digit span とは，ランダムな数字を1秒に1個ずつ，リズムや抑揚をつけずに単調に被検者に聞かせ，何桁の数字まで1回のみの提示で間違いなく復唱できるかのテストである．桁数を増やすごとに，数字の組みあわせをすべて入れかえる必要がある．このテストはウェクスラー成人知能検査 Wechsler Adult Intelligence Scale(WAIS)を開発した Wechsler が記憶検査の一部として採用して，心理学者の間で大論争となり，これは記憶ではなく attention span のテストとされた．心理学の論争はさておいて，著者はこれを大脳生理学の立場から即時記憶の検査と命名している [15, 16]．

数唱問題の正常値は，大体7桁前後であるが，著者がニューヨーク州立大学アップステイト医学部(SUNY-UMC)で検査した理論物理学専攻の学生は最高16桁まで復唱できた．電話の交換手は，常時長い桁数の数字を復唱しているためか，一般人より桁数が多い．また，提示された数列を逆に言わせるのが backward digit span で，これに対して前者は forward digit span という．backward digit span は forward digit span より1桁くらい少なくなるのが普通である．

数唱問題が7桁の人に，数字を1つ足して8桁の数字にした場合，その同じ数列を何回復唱練習させたら正解できるかの回数が数唱学習テストである．健常人は，図 7-9 に示したように，足す数字を増やせば増やすほど練習回数が多くな

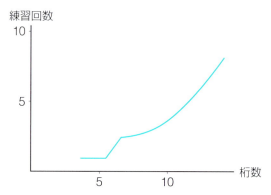

図 7-9　数唱学習パターン
健常者では，桁数を増やせば増やすほど練習回数が多くなる．

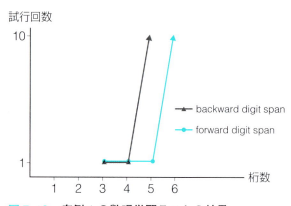

図 7-10　症例 1 の数唱学習テストの結果
forward digit span は 5 桁，backward digit span は 4 桁以上は復唱できなかった．

る．ところが，著者が SUNY-UMC の脳神経外科のレジデントのときに，頭部外傷患者にこのテストを毎回施行したら，数唱学習がまったくできない患者が多くおり，このような患者は翌日の回診時に，前日の診察やこの検査を行ったこと自体をまったく覚えていなかった．頭部外傷患者に海馬の一時的障害が多いことを考えると，よく理解できる事実である．ところが，数唱学習テストのできないことがただちに海馬の障害と断定できないことに留意する必要がある．

表 7-1　症例 1 の数唱学習テストの結果

検者	患者	試行回数
723	723	1
4258	4258	1
36928	36928	1
715496	749641	1
715496	745691	2
715496	749691	3
715496	7456--	4
715496	745691	5
715496	745691	6
715496	745194	7
715496	745194	8
715496	745694	9
715496	765694	10

6 桁の数字は 10 回試行しても復唱できなかった．答えの最初の 2 桁は同じ間違いが繰り返されており，保続の症状とみられる．

表 7-2　症例 2 の数唱学習テストの結果

検者	患者	試行回数
582	582	1
6439	6439	1
42731	42731	1
619473	619473	1
4179386	4137496	1
4179386	413968-	2
4179386	416938-	3
4179386	417698-	4
4179386	4397836	5
4179386	4319738	6
4179386	419738-	7
4179386	4319368	8
4179386	4173698	9
4179386	4137698	10

7 桁以上の数字は正解できておらず，保続もみられない．

〈症例 1〉　図 7-10 に示した患者は，forward digit span は 5 桁で，backward digit span は 4 であった．表 7-1 に示したように，723，4258，36928 と 3，4，5 桁は 1 回で復唱できたが，715496 という 6 桁の数字は 10 回試行しても正解できなかった．

ここで実際に患者が言った数字を見ていただきたい．最初 715496 と提示されて，749641 と誤答し，繰り返し提示しても，答えの最初の 2 桁は 74XXXX と 74 の間違いが繰り返されている．最初に 71XXXX を 74XXXX と間違えた，その誤りを訂正できずに繰り返している．これは 74 という組みあわせの保続である．

これはすでに保続(→ 42 頁)のところで紹介した患者で，左前頭葉内出血があり，左前頭前野から補足運動野への自動運動の抑制信号が途中の左帯状回で断たれたために起こった保続と説明される．血腫が吸収されたら保続も消失し，数唱学習も正常化したのである．

〈症例 2〉　表 7-2 は 60 歳の女性に行った数唱学習テストである．6 桁までは 1

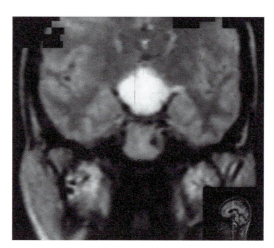

図7-11 症例2の頭部MRI画像

回で復唱できているが，7桁の数字4179386を提示したら，10回試行しても正解できていない．そのうえに，上記の症例と違って保続もみられない．図7-11はこの患者のMRI画像である．大きな頭蓋咽頭腫 craniopharyngioma が示されており，これによって海馬の機能障害をきたし，学習できなかったと考えられる．

　これまでの議論を要約すると，数唱問題は即時記憶の長さを測定し，数唱学習は，保続がない場合に，海馬の機能を検査しているのである．中間期記憶の検査としては，「昨日の夕食は何を食べましたか」「先週の日曜日には何をしましたか」など設問して検査できるが，数唱学習テストのみが海馬に特有な検査と考えている．

8 記憶学習の脳内機構

A 脳内記憶機構のしくみ

　図 8-1 は神経回路網の模式図である．神経細胞 neuron は，細胞体 soma (cell body)，神経信号を受け取るための多数の樹状突起 dendrite，神経信号を送るための 1 本の軸索 axon からなっている．図 8-2 に示したように，神経細胞内は活動電位 action potential によって電気的に神経信号が伝導 conduction される．ほ

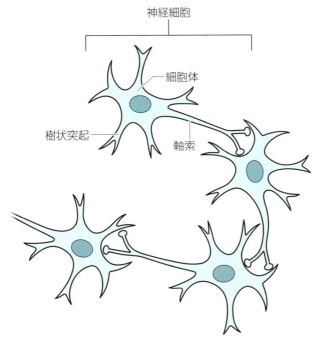

図 8-1　神経回路網と神経細胞
神経細胞は，細胞体，神経信号を受け取るための多数の樹状突起，神経信号を送るための 1 本の軸索からできている．

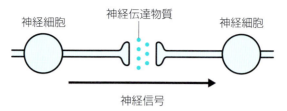

図 8-2　シナプスと神経伝達
神経信号の伝達は神経伝達物質を介して行われる.

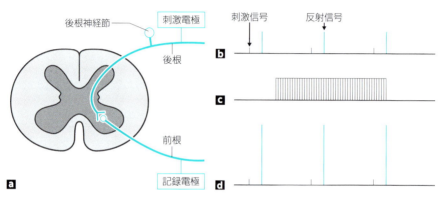

図 8-3　強縮性刺激後増強（PTP）
a：単シナプス反射弓．b：通常の刺激と反射による電気信号．c：頻回刺激．d：頻回刺激後の反射による電気信号（強縮性刺激後増強）．

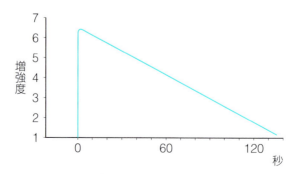

図 8-4　PTP の持続時間
頻回刺激を行うことによって強縮性刺激後増強が起こり，これは数分間持続する．

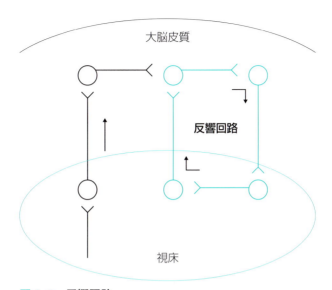

図 8-5　反響回路
視床から送られてきた感覚信号は大脳皮質-視床間の反響回路に送りこまれ，しばらく保持される．

かの神経細胞との接合部では，シナプス synapse を介して神経信号が伝達されるが，ここでは電気的伝達ではなく，神経伝達物質 neurotransmitter を介した化学伝達 chemical transmission が行われる．また 1 個の神経細胞のもつ複数の樹状突起は，それぞれさらに分枝して，全体として 5,000〜10,000 個のシナプスを有している．これだけ多くの神経信号をもらいながら，ほかへは 1 個の神経信号のみしか与えないのが神経細胞の特徴である．

次に図 8-3 を見ていただきたい．図 8-3a に単シナプス反射弓の模式図が示されている．脊髄の後根を電気刺激すると前根から単シナプス反射による電気信号が記録され，それを示したのが図 8-3b である．3 つの反射が記載されているが，最初の小さい縦線が刺激による電気信号，次の大きい縦線が反射による電気信号である．

図 8-3c に縦線が密集しているが，これは 1 秒間に数百回の頻回刺激 high frequency repetitive stimulation をしたことを示している．すると図 8-3d に示したように，反射信号が大きくなる．これを強縮性刺激後増強 post-tetanic potentiation（PTP）という．この PTP は，図 8-4 に示したように数分間続くの

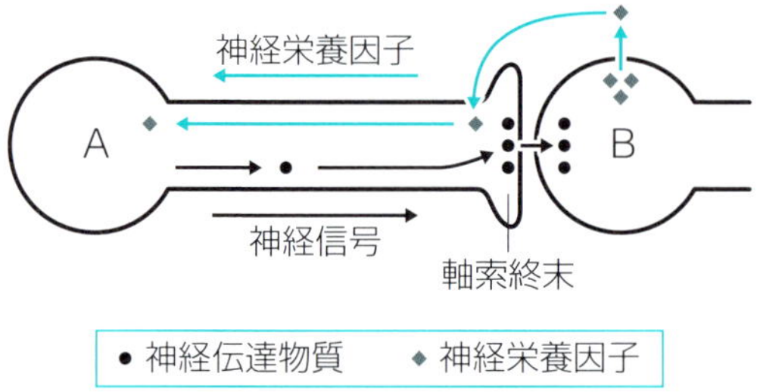

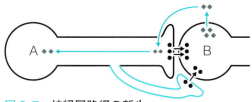

図 8-6 神経信号の伝達プロセス
神経細胞 A の軸索内を神経信号が軸索終末に向かって伝達されると，神経伝達物質が分泌され，シナプス間隙を経て神経細胞 B へ取りこまれる．神経細胞 B は神経栄養因子をシナプス間隙を介して神経細胞 A に送る．

図 8-7 神経回路網の新生
頻回に使用された神経細胞 A は B から大量の神経栄養因子を受け取ることによって神経細胞が分枝し，神経回路網が新生される．

で長期増強 long-term potentiation ともいう．抑制性の神経回路ではその抑制も増強され，強縮性刺激後抑圧 post-tetanic depression，長期抑圧 long-term depression という．

　感覚信号は視床を介して感覚皮質に到達するが，次々に感覚信号が入ってくると，感覚信号同士が衝突してしまう．そこで，図 8-5 に示したように，視床から送られてきた感覚信号は，大脳皮質–視床間の反響回路 reverberating circuits に送りこまれ，そこでしばらく保持されることが生理学的に証明されている．数秒から数分間の即時記憶はこのような機序で説明が可能である．しかし，最長 2 年まで保持可能な中間期記憶や，生涯にわたって保持される長期記憶をこのような単純な PTP や反響回路で説明することはできない．かつて上記の長期増強や長期抑圧が，長期という言葉に影響されて，人間の長期記憶を説明しようとされ

たことがあるが，これは無理である．

そこで図 8-6 を見ていただきたい．神経細胞 A から神経細胞 B への神経信号の伝達プロセスを見てみる．神経細胞 A の軸索内を神経信号が図の右へ向かって電気的に伝達され，軸索終末 axon terminals へ到達すると，そこで神経伝達物質が分泌され，それがシナプス間隙を経て神経細胞 B に取りこまれることによって神経細胞 A から神経細胞 B への神経信号の伝達は達成される．ここで終わるのではない．

人間の社会で，他人からものを受け取ったらその代価を支払わなければならないように，神経信号を受け取った神経細胞 B は，その代価に相当するものとして神経栄養因子 neurotrophic factor(NTF)を，シナプス間隙を経て神経細胞 A の軸索終末に与え，それが軸索を介して神経細胞 A に到達する．

神経細胞によって軸索終末で分泌される神経伝達物質の種類が異なるように，反対給付される神経栄養因子の種類も異なる．アセチルコリンを分泌するコリン作動性神経細胞 cholinergic neuron に対しては神経成長因子 nerve growth factor (NGF)が，グルタミン酸を分泌するグルタミン酸作動性神経細胞 glutaminergic neuron に対しては脳由来神経栄養因子 brain-derived neurotrophic factor (BDNF)が反対給付される．

受験勉強で繰り返し復習したことがより強く記憶に残るのはなぜだろうか．そこで図 8-7 を見ていただきたい．神経細胞 A が短時間に頻回な神経信号を神経細胞 B に与えたとすると，神経細胞 A は神経細胞 B から大量の神経栄養因子を受け取ることになる．大量の神経栄養因子を受け取った以上，神経細胞 A の体積は急激に増加せざるを得ない．神経細胞の細胞体の体積を急に増大させたら，細胞体が破裂して死滅してしまう．神経細胞 A が細胞体の体積を増やさずに，神経細胞全体の体積を増やすには，図に示したように分枝するしかない．神経細胞は使えば使うほど分枝し，神経回路網が新生されることになる．一度形成された神経回路網は簡単には消失しないとすると，長期記憶の機構を説明できそうである．

B 忘却と神経細胞死

高校時代，大学入試のために必死に勉強したことも，入学後使わなければその知識の多くを忘却する．たとえば，理系の学生の場合，入学後も使い続ける英語

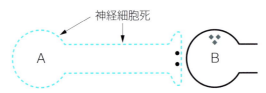

図 8-8　神経細胞死の機序
使用されない神経細胞 A は B から神経栄養因子を受け取らないため，栄養不足となって死滅する．

や数学は忘れないが，日々の学習と関係ない日本史や社会学のことはほとんど忘却する．大学高学年となったとき，勉強せずに入学試験を再受験したら合格の可能性は皆無に等しい．

　前述したように，神経細胞は使えば使うほど神経回路網を新生するが，逆にまったく使わなかったら，図 8-8 に示したように，ほかの神経細胞から神経栄養因子をまったく受け取らないので，栄養不足となって死滅すると考えられる．これが神経細胞死 apoptosis の 1 つの機序と考えられる．

C 脳の成長のしくみとその臨界期

　われわれは生まれてから，さまざまな体験を通して，多くのことを学び，性格を形成していく．多くの神経回路網を形成していくためには，それなりに多数の神経細胞をもって生まれてくる必要がある．人間は生まれたときには，成人の 3〜4 倍の神経細胞を有していると考えられている．成人の大脳皮質には 120 億個の神経細胞があるとされているが，それであれば新生児の神経細胞の数は 300〜400 億個と推定される．

　図 8-9 の上段に示したように，発育前の新生児は，成人よりはるかに多く（3〜4 倍）の神経細胞を有しているが，図の下段に示したように，生まれてからまったく使用されなかった神経細胞は死滅し，逆に使った神経細胞のシナプス結合は強化される．その結果，図 8-10 に示したように，同じ数の神経細胞を同じ配列でもって生まれた一卵性双生児 A も B も，それぞれの生活体験が異なれば，異なった神経回路網を形成し，知識も性格も異なることになる．

　ここで人間の言語の発達と臨界期について考えてみる．図 8-11 に示したように，新生児は親の言語を聞き続けることによって，1 歳ごろには，聴覚連合野の

C 脳の成長のしくみとその臨界期

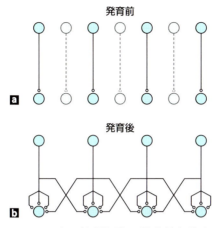

図 8-9　人の神経細胞の発育前と発育後の模式図
a：新生児の神経細胞．使用しなかった神経細胞は死滅する（点線）．
b：発育後の神経細胞．使用した神経細胞はシナプス結合が強化される．

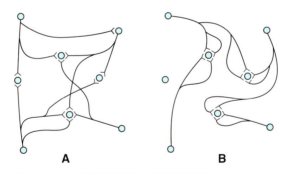

図 8-10　一卵性双生児の神経回路網
一卵性双生児は同じ数と配列の神経細胞を持って生まれるが，その後の成長過程で異なった神経回路網を形成する．

前方で音韻・音響の分析に必要な神経回路網が形成され，聴覚連合野の後方で単語の理解ができるウェルニッケ野が形成される[34]．

　1.5歳で2語文が理解できるようになり，2歳で3語文が理解でき，主語・目的語・動詞からなる簡単な文が言えるようになる．3歳で数の概念，5歳で抽象的

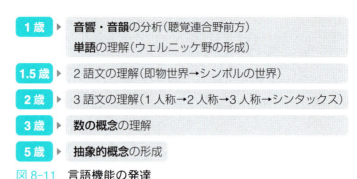

図 8-11　言語機能の発達

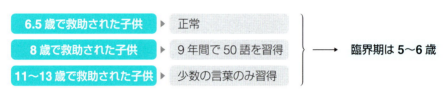

図 8-12　野生児の言語獲得

概念が形成されると理解されている[34]．抽象的概念が形成されると授業が理解できるようになるので，この時点（5歳）で，英国では小学校に入学させており，大変合理的である．日本や米国では，さらに1年待たせて小学校に入学させている．

　ここで言語機能の習得の臨界期について考えてみる．人間社会から隔離された環境で育った子供のことを野生児という．図 8-12 に示したように，6.5歳で救助された野生児は，正常に言語を獲得したが，8歳で救助された野生児は，9年間の言語教育でも，習得できた言葉はわずか50語のみ．11～13歳で救助された野生児は，少数の言葉しか習得できなかった．したがって言語習得の臨界期は5～6歳と結論された[34]．

　音楽の世界では，相対音感はかなり成長してからでも習得できるが，正確な音の高さ（周波数）が認知できる絶対音感の習得の臨界期はやはり5～6歳といわれている．著者の息子は，3歳ごろからオルガンを，4歳ごろからヴァイオリンを習い始め，プロの音楽家（ビオリスト）になったが，単なる音の同定ではなく，ピアノの調律師がわずかに間違えた周波数の違いも指摘できる．

　日本人にとって英語の学習で最も困難なのは，一般に指摘されている子音の違

表 8-1 難しい母音の習得

日本語	英語
ハット	hat[hæt] hut[hʌt] hot[hɑt]
ザット	that(形容詞)[ðæt] that(接続詞)[ðət]
ボート	boat[bout] bought[bɔːt]

い(lとrの違い，thの発音など)ではなく，母音の微妙な違いである[29]．子音は練習で習得できるが，表 8-1 に示したように，日本語の「イ」と英語の[i]の発音の違いもさることながら，イギリス英語ではなく，アメリカ英語での hat, hut, hot の区別(これらはアメリカ英語の場合はカタカナで発音を書くとすべて[ハット]となる)など，幼児期に米英国に住んだ経験のない日本人にはきわめて困難である．母音の観点からは，臨界期はやはり 5〜6 歳といえる．著者の同級生で米国留学した人でみると，同伴した小学 1〜2 年生までの子供たちは 2〜3 年で，母音を含めて完全なアメリカ英語を習得していた．

　囲碁の世界でも，強い棋士は，専門家はもとよりアマチュアでも，幼児期から学んだ人たちといわれており，スポーツの世界的選手も幼児期から練習した人たちといわれている．このように考えると，あらゆる能力の基礎の習得の臨界期は 5〜6 歳といえるかもしれない．

Column

　著者の米国生まれの娘は，5 歳で英国に行ったために，小学校に入学した．しかし，日本に 5 歳のときに帰国したので幼稚園に入れられた．小学校に通っていたのに幼稚園に逆もどりとなったため，大変な心理的衝撃(屈辱)を受けた．彼女が臨床心理士になったのは，この衝撃が遠因の 1 つとなり，心理的に苦しむ子供たちを助けようと考えてのことと思われる．

9 大脳半球の左右差

A 優位（左）半球の役割

　以前から神経学の世界では，言語中枢の存在する半球を優位半球 dominant hemisphere，反対側の半球を劣位半球 non-dominant hemisphere とよんでいる．右利き，左利きを問わず，多くの人で言語中枢は左半球にあるので，通常は左半球が優位半球となる．

　各人の言語中枢がどちらの半球にあるか（側性 laterality）は，以前は，大脳半球の脳腫瘍や脳血管障害などの病変で失語症が発生したらそちらの半球が優位半球と判定できたし，開頭手術中にウェルニッケ野と思われる部位を電気刺激して言語障害が発生すればそちらの半球が優位半球であると判定できた．

　開頭手術に際しては，患者の言語中枢がどちらの半球にあるかを，確率論ではなく，正確に知る必要がある．たとえば側頭葉の悪性脳腫瘍の場合，劣位半球なら徹底的に広範囲切除を施行し，優位半球の場合には手術をしないで放射線療法を行うという選択もある．右側頭葉腫瘍のため劣位半球であると思って開頭し，電気刺激した結果，そちらが優位半球であると判断されて，手術を断念するというようなことは倫理的に許されない．

　著者がニューヨーク州立大学アップステイト医学部（SUNY-UMC）脳神経外科のレジデントのとき（1963年ごろ），脳外傷によるてんかん発作が毎日十数回以上起こり，当時の抗てんかん薬が無効のため，大脳皮質切除を神経内科から依頼された若い男性患者がいた．脳波検査では左半球皮質の広範な領域でてんかん発作波が認められた．患者は左利きのため言語中枢が右半球にあるのか，左半球にあるのかの判断に窮した．

　カナダの日系神経学者のWadaが開発したアミタールテスト（ワダテスト）を施行せよとKing教授から指示された．放射線科の脳血管造影室で，左内頸動脈にアミタールを注入したところ，患者は数分間完全な右片麻痺をきたしたが，言語は正常であった．次に，右内頸動脈にアミタールを注入したところ，左片麻痺

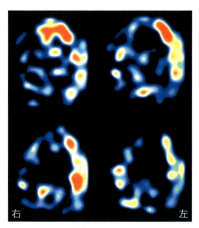

図 9-1　会話中の SPECT 画像
4つの画像はそれぞれスライス位置の高さが異なる．左半球の前頭葉・側頭葉・頭頂葉の血流が増加していることから，左半球が優位半球と判定できる．

をきたしたが，同時に患者は意識障害をきたし，言語検査も何もできなかった．この患者の優位半球が右半球であることが判明したのみでなく，優位半球は意識維持にも関与していることを初めて知らされた．開頭手術で，脳波検査をしながら，左半球の広範な領域の皮質切除を行い，てんかん発作は月に1～2回に激減し，失語症は発生しなかった．

　その後，陽電子放射断層撮影 positron emission tomography(PET)，単一光子放射断層撮影 single photon emission computed tomography(SPECT)が出現し，開頭手術をしなくても正確に言語中枢が同定できるようになった．図 9-1 は別の患者の会話中のスライス位置の高さが異なる4枚の SPECT 画像を示しており，各画像とも上部が前，下部が後ろ，左右が逆転して表示されている．会話中に左半球の前頭葉・側頭葉・頭頂葉の血流が増加しており，左半球が優位半球である．

　PET や SPECT による言語中枢の同定は正確ではあっても，検査費用が高価であり，集団検診などにはとても使えない．脳波は負担額の少ない検査ではあるが，通常の脳波では言語活動による周波数の増加を肉眼で解釈することは困難である．そこで著者は1982年ごろに導入した二次元脳電図計(図 9-2)を用いて，学生や看護師を被検者とし，二次元脳電図を解析して以下のような所見を得た．

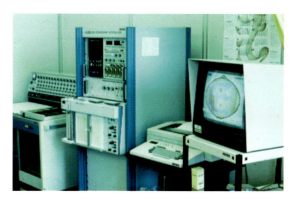

図 9-2 二次元脳電図計

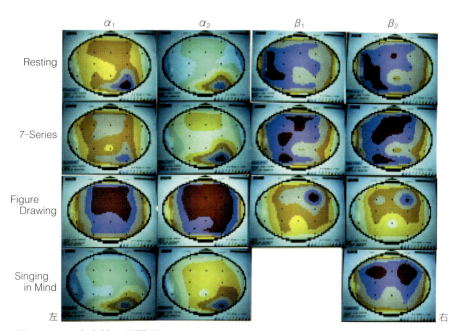

図 9-3 25 歳女性の脳電図
β 帯域の活動が,7-series で左,Figure Drawing と Singing in Mind で右が優位となっており,言語中枢が左半球にあることがわかった.

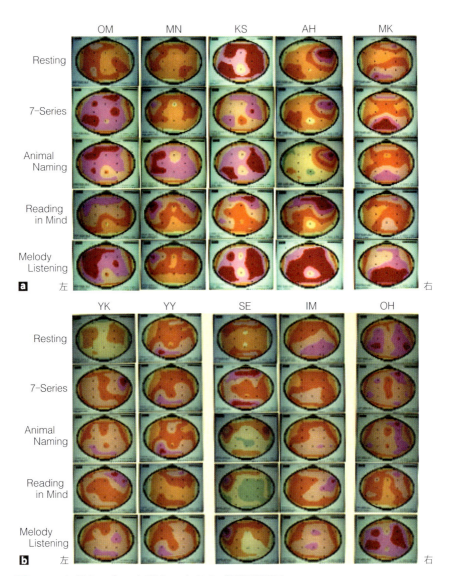

図 9-4 右利き5名,左利き5名の β_1 帯域脳電図
a：右利きの5名．AH の右前頭葉の活動増加はアーチファクト．OM, MN, KS, AH は 7-Series, Animal Naming, Reading in Mind で左半球で活動が優位となっており，言語中枢が左半球にあると判定した．MK は両半球で活動に大きな差がなく，側性は存在しないと思われた．
b：左利きの5名．YK, YY は 7-Series, Animal Naming, Reading in Mind で左半球で活動が優位となっており，言語中枢が左半球にあると判定した．OH は 7-Series, Animal Naming, Reading in Mind で右半球で活動が優位となっており，言語中枢が右半球にあると判定した．SE, LM は側性はないと判定された．

表9-1 大脳半球の側性

利き手		半球優位性			計
		右	左	両側	
利き手	右	2 (8.7%)	12 (52.2%)	9 (39.1%)	23
	左	1 (11.1%)	3 (33.3%)	5 (55.6%)	9
計		3 (9.4%)	15 (46.9%)	14 (43.8%)	32

　図9-3は25歳の女性の15個の脳電図である．1段目がResting(安静時)，2段目が7-Series(100から順に7を減ずる暗算)，3段目がFigure Drawing(図形模写)，4段目がSinging in Mind(心のなかで歌う)を示し，左列から順に$α_1$，$α_2$，$β_1$，$β_2$周波数帯域を示している．Singing in Mindの$β_1$の脳電図が欠如している．各脳電図とも上部が前，下部が後ろ，左は左，右は右を示している．安静時の脳波は$α$帯域で，大脳皮質が活動すると$β$帯域となる．彼女の場合，Restingでも$β$帯域が左半球優位となっている．このことは彼女が頭のなかで何かを考えていたと解釈される．$β$帯域の活動は7-Seriesで左，Figure DrawingとSinging in Mindで右が優位となっているので，彼女の言語中枢は左半球にあり，左半球が優位半球と判定される．

　図9-4aは右利きの5名，図9-4bは左利きの5名の$β_1$帯域脳電図で，1段目がResting，2段目が7-Series，3段目がAnimal Naming(動物の名前を心のなかで次々と想起)，4段目がReading in Mind(文章を黙読)，5段目がMelody Listening(音楽を聴く)である．

　図9-4aで，AHの右前頭葉の活動増加はアーチファクトと思われる．すると4名(OM, MN, KS, AH)は言語中枢は左半球と判定できるが，MKは言語中枢が両半球に関与していて側性は存在しないと思われる．図9-4bでは，言語中枢は2名(YK, YY)は左半球，OHは右半球にあり，2名(SE, LM)は側性はないと判定された．

　そこで，右利き23名，左利き9名，計32名のボランティアに心理活動負荷時脳電図検査を行い，その結果を表9-1に示す．大脳半球の側性は，これまで信じられていたほど明瞭でないことが示されたのは，大変興味深い．右利き23名

のなかで，完全な左半球優位を示したのはわずか12名(52.2%)で，右半球優位を示したのは2名(8.7%)で，9名(39.1%)は両側性を示した．9名の左利きでは，5名(55.5%)が両側性，3名(33.3%)が左半球優位，1名(11.1%)が右半球優位を示した．

　すでに述べたように，優位半球はまた計算にも関与している．以前は，計算は概念中枢(頭頂連合野)が関与すると信じられていたが，fMRIによって体性感覚連合野が関与することが証明された．また言語を使った抽象化能力とも関係している．

B 優位半球の高次脳機能障害の簡単なみかた ―失語症と抽象化能力

　優位半球の最も重要な機能は言語能力である．言語聴覚士 speech therapist (ST) に標準失語症検査 standard language test of aphasia (SLTA) を依頼すれば，患者の言語障害の種類と程度が定量的に診断できる．しかしこれには最短でも2時間の労力が必要となる．

　日常の臨床現場で，軽症失語症の有無を簡単に検出するために，著者は以下の方法を使っている．まず患者に，「これからあなたにやっていただきたいことを指示しますので，よく聞いて言われた通りにやってください．1回しか指示しませんので，よく聞いてください」と説明した後，「眼をつむり，舌を出して，左手で，右耳をつまんでください」とゆっくり，はっきり発音しながら指示する．ここで最も重要な点は，「左」手で「右」耳を，という点である．失語症患者のほとんどは右手が麻痺している可能性があるので，必ず「左手」と指示する．また優位半球の障害で，左右識別障害 left-right disorientation があるので，つまむ手とつままれる耳は左右逆転する必要がある．多くの失語症患者では，口を開けても舌を出すことができない．舌を出す行為は優位半球が優位である．

　優位半球は言語を使った抽象化能力にも関与しているので，軽度の言語優位半球障害の検出には，表9-2 に示した類似問題が有効である．類似問題の出し方は，患者に「これから2つのものを言いますので，おたがいにどういう点で似ているかを答えてください」と言って，左欄にあるペアを上から順に問うていく．

　高次脳機能が正常であれば，抽象的に回答できる．金魚と松の木は答えられなくても，少なくとも上の3つのうち1つでも抽象的レベルで答えられないと高次

表9-2 **類似問題**

出題例	抽象的回答例	機能的回答例	形態的回答例
バナナとオレンジ	果　物	皮をむいて食べるとおいしい	黄色 皮がある
イヌとネコ	哺乳動物	鳴く，走る，かみつく	4本足 尻尾がある
サカナとサル	動　物	動く，呼吸する	目が2つある
金魚と松の木	生　物	呼吸する	皮がある

脳機能障害ありと判定する．バナナとオレンジでは，果物でなくても，食べものと答えても抽象化能力ありと判定する．これができなくなると機能的レベルで答えようとするし，それもできなくなると形態的レベルで答えるようになる．

　著者の患者に優位半球の悪性脳腫瘍の理論物理学者がいた．抽象的レベルでは答えられず，初診時はすべて機能的レベルで答えていた．金魚と松の木は，普通でも答えられない場合が多いのに，この患者が「呼吸する」と答えたので，さすがに理科系の学者であると感心した．さらに，脳腫瘍が進行して形態的レベルで答えるようになったとき，右欄のように答えていた．金魚と松の木では「皮がある」と答えたのもさすがである．

C 劣位半球の役割

　言語機能と関係する半球を優位半球とよぶのに対して，言語機能が関与しない半球を以前から劣位半球とよんでいる．多くの人で右半球が劣位半球である．それでは，劣位半球が関与する機能は何であり，それは本当に劣った機能なのであろうか．著者は優劣つけがたいと思っている．

　劣位半球が担当している重要な機能を端的に表現すれば，「視空間と時間の認知とそれに基づく行動」である．十数年以上も前に，家内と息子(プロのビオリスト)と著者で初めての都市に行って買物をしたことがある．商店街を右に，左に曲がりながら夢中で買物をし，さて「もう帰ろう．駅はどっちだろう」と著者が問うたら，息子が「駅はあっちだよ」とある方向を指した．家内も著者もまったく方向音痴になっていて「本当にあっちかな」とは思ったが，息子の案内にしたがったら駅に到着できた．音楽能力も方向感覚も代表的な劣位半球の機能である．

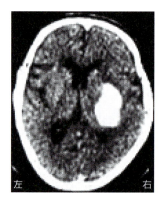

図9-5　脳出血患者の頭部CT
右大脳半球深部の脳出血と診断された．

　30年以上も前に，姉の高校時代の同級生から電話がかかってきた．会社員のご主人が趣味で作曲していたが，最近彼が作曲する曲が音楽的におかしいとのことであった．そこでその都市の大学病院脳神経外科教授を紹介して，受診させたら，右側頭葉に悪性腫瘍が発見され，手術で摘出して，放射線療法と抗がん剤の投与を受けた．音楽が劣位半球の重要な機能の1つであることが証明された．

D 劣位半球の高次脳機能障害の簡単なみかた

　図9-5は，浜松医科大学病院で脳神経外科診療を開始したときの最初の患者のCTである．当時は患者の右は画像の右に表示していたので，右大脳半球深部の脳出血（白いかたまりが血腫）が診断された．
　視空間認知能力の検出には図形模写がきわめて有効である．図9-6aが患者に提示する図形で，右側の空白に左側の図形を模写するように指示する．図9-6bがこの患者の作品である．丸，三角，十字はよいが，サイコロと家の図形が拙劣である．家の図形では，見本の1階建が2階建になっているのみならず，家の左半分が未完成である．いわゆる「構成失行 constructive apraxia」（サイコロが描けない）と「左半側の空間無視」（家の左半分が未完成）の症状が出ていることが興味深い．
　図9-6c, dはそれぞれ別の右半球障害の患者の図形模写である．図9-6cで

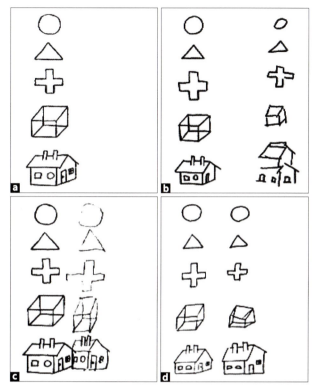

図 9-6 図形模写
a：テスト用紙．b～d：右半球障害患者による模写．

は，それぞれの図形はまあまあのできであるが，図形全体が左へよっていて，家の図形では，見本の図形と衝突している．これは空間認知障害(左半側の空間無視)による図形の衝突と判定できる．図 9-6d は，交通事故で右頭頂部を打撲した女児のものである．実地臨床医から，通常の神経学的検査ではまったく異常がないが，精査を依頼された．サイコロの図形のみ拙劣(構成失行)で，家の図形もまあまあのできであった．当時は CT も MRI もない時代であったが，脳波検査で右頭頂部に異常脳波がみられたが，1 週間後には脳波は正常となり，同時にサイコロの模写も正常となった．この 5 つの図形模写の中で，サイコロが最も敏感であることを証明した貴重な症例である．

著者は，忙しい実地臨床の現場では，5 つの図形模写に時間がかかるようなら，

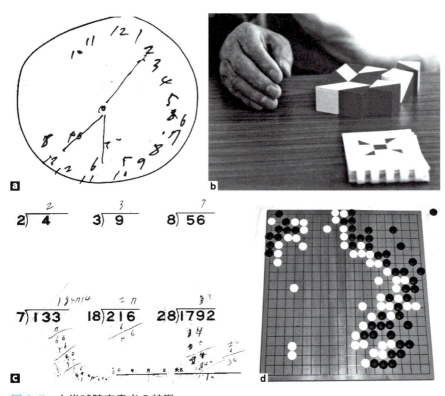

図 9-7　右半球障害患者の特徴
a：時計の描画．**b**：積木．**c**：計算．**d**：囲碁．

サイコロの図形模写が最も敏感なので，せめてサイコロの図形のみ模写させてくださいと依頼していた．

　図 9-7a は右半球障害患者が描いた大変興味深い時計の図である．まず一番外側にならぶ数字に注目していただきたい．この患者は 1 日が 24 時間であることは理解しているが，左の半側空間無視のために一番上に 12 と書いた後，順番に数字を書いてきて一番下（6 時の位置）に 11 がくるようにした．しかしおかしいと判断し，12 の左に 11，10 と追記していったが，それ以上の空間が認識できないので，ここでいったん作業をやめ，考えた末に，下に 6 を追記し，その右に 5 を記入した．このように修正を繰り返すのも，右半球障害患者の特徴とされている．

　図 9-7b は，右半球障害で左片麻痺の患者が積木をした結果を示している．9

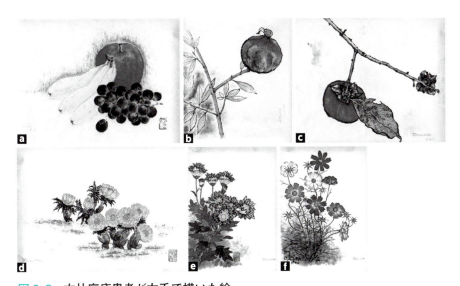

図 9-8　右片麻痺患者が左手で描いた絵
左大脳半球障害により右手（利き手）は使用できないが，劣位半球は障害されていないため，絵画能力は保持される．

個のサイコロを示された図のようにならべるのであるが，最左列の 3 つのサイコロをどうしても見本のようにならべられない．

　図 9-7c は，右半球障害患者が行った計算である．上の段の $4 \div 2$，$9 \div 3$，$56 \div 8$ はすべて正解しており，計算は優位半球の機能であって，劣位半球は無関係であることを示している．しかし，下段の $133 \div 7$，$216 \div 18$，$792 \div 28$ はすべて失敗しているが，これは計算能力の障害ではないことに留意していただきたい．

　まず一番左の $133 \div 7$ では，133 を 13 と読み間違えて $13 \div 7$ の計算をしており，この計算自体は正しい．空間認知障害のために 133 が 13 と見えたと考えられる．次の $216 \div 18$ では，18 を 8 と見違えて計算しており，その計算自体は正しい．一番右の $1792 \div 28$ では，9 の上に 3 と書き，9 の下に 4 と書いてあるが，左の数字が読めないので，何を何で割ろうとしているのか，不明である．いずれにしても桁の多い数字の左側の数字が見えにくかったと思われる．

　図 9-7d は，右半球障害患者が黒で手前（図の下側）に座り，検者が白で奥（図の上側）に座って打った囲碁である．患者が碁盤の左下の部分に全然碁石を置こうとしていないことがわかる．

E 劣位半球の絵画能力

上手に絵を描く失語症患者

図 9-8a は，左大脳半球出血の数年後に梗塞を起こして，重度の失語症と右片麻痺をきたした初老期男性の絵画である．患者は画家ではないが，幼少期に趣味で絵を描いていたと奥さんが言ったので，絵を描いてみるようすすめた．そこで奥さんに，毎回受診のたびに描かせた絵をもってきてくださいと依頼し，持参してくれた絵が図 9-8b～f である．患者が左手で描いた絵である．

視空間認知能力をもつ劣位半球が音楽能力と深く関与することは前述の通りであるが，絵画能力も劣位半球の重要な機能である．

F 数学と大脳半球

優位半球が計算と関係することは前述の通りであるが，それでは数学全体が優位半球の機能であろうか．著者は小学校高学年か中学に入ったころに$(a+b)^2=a^2+b^2+2ab$ が理解できなかった．a^2+b^2 は当然としても，なぜ $2ab$ が必要なのかが納得いかなかった．教師は図 9-9a のごとく説明してくれたが，「代数（左脳）で計算すればそうだろう」けど，本当にそうなのか，ピンとこなかった．

著者が浜松医科大学脳神経外科教授時代，浜松市長に，浜松市にある 6 つの大学の学生に特別講義をしてくれと依頼されたことがあった．「脳のしくみからみた効果的学習法」について講演したときに，この問題を利用した．

工学部，理学部を含む理系の学生には沈黙を依頼し，文系，医学部，看護学部の学生に「$(a+b)^2=a^2+b^2+2ab$ を代数ではなく，図形を使って説明してくれ」と問題提起した．数百名いた学生の誰も回答できなかった．そこで工学部の学生の 1 人を指名したら，図 9-9b に示したように説明してくれ，全員が心の底から納得してくれた．さすがに工学部の学生だと感心した．

この例からもわかるように，計算，代数は言語優位半球の能力だが，幾何学は劣位半球の能力である．医学部，看護学部の入学試験には，優位半球で合格できても，工学部の入学試験には劣位半球の能力が重要なことが理解できる．たしか

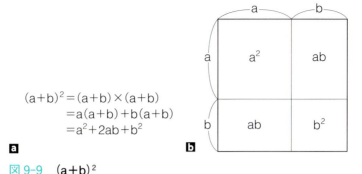

図 9-9　$(a+b)^2$
a：左脳で解く．**b**：右脳で解く．

に設計図は，図形の応用のため，劣位半球の能力が必須となる．

G 正中神経学 Midline Neurology

　右上下肢の運動には左半球が，左上下肢の運動には右半球が関与していることはわかるが，両手両足を同時に使う歩行，また舌を出す，ものを飲みこむ，痰を出すなどの行動には，両側の半球の協働が必須である．しかし，どちらの半球が優位に機能しているのであろうか．たとえば，オーケストラに指揮者が必要なように，両半球を同時に協働するような行動のための指揮はどちらの半球がしているのであろうか．この疑問を，学会の休憩時間に豊倉康夫先生（当時，東京大学神経内科教授）に質問したところ，それは大変興味ある問題で，そのようなことを研究する分野を Midline Neurology（正中神経学）というのだと教えられた．
　パーキンソン病を含む神経疾患による異常運動の制御には，薬物療法が無効な場合，定位脳手術しかない．著者は SUNY-UMC とロンドン大学附属国立神経疾患病院で 1962〜1967 年に定位脳手術を学んだ．
　ドパミンが発見されて，パーキンソン病の多くの症状が改善されたが，振戦だけはなかなか薬物が効かない．右手の振戦に対しては，左視床の Vim 核破壊術などが行われ，劇的な効果が得られた．しかし，パーキンソン病にみられるすくみ足などの歩行障害については，当時は，両側の視床を破壊することに対するリスクを考えて，手術にふみきれないでいた．
　1990 年代の後半になって，植込み電極による深部脳刺激 deep brain

```
左脳 ─────→ 言語概念
     言語機能，文法，読解力
     抽象化，計算，代数

右脳 ─────→ 視空間概念
     芸術性，幾何学，達筆性
     囲碁・将棋，文章構成
```

図 9-10　左脳・右脳の優位な能力

stimulation（DBS）が可能となって，状況は一変した．視床や大脳基底核などの脳深部組織を両側とも破壊することはリスクが大きすぎてできないが，刺激療法の場合には，無効なら電極をぬけばよいと考えるとリスクはかなり小さい．両側の脳深部を同時に刺激してもよいからである．

このような経験と，多くの脳梗塞患者の観察などから，正中神経学には近年急速な進歩がみられるようになった．著者は以下のように理解している．

歩行に関しては，多くの人が右脳が優位である．1歳前後で起立歩行を習得するがこれは右脳が優位に働く．学校に入ってから学ぶ，サッカーのゴールキックなどはこれとは反対の左脳が優位となる．

口や喉の運動を必要とする嚥下は，新生児にも必要な運動で，右脳が優位であり，その後に習得する言語は残った左脳が担当せざるを得ない．咀嚼や嚥下には舌の運動はさほど重要ではないが，言葉を話すには舌は重要な任務を背負っており，左脳が優位半球となる．優位半球障害で舌を出すことができないことはすでに述べた（→ 78 頁）．

H 優位半球，劣位半球という用語からの脱却

以下の議論は言語中枢が左脳にあるとしての議論であることを了承していただきたい．図 9-10 を参照しながら，以下を読んでいただきたい．

ウェルニッケ野やブローカ野など基本的言語能力を担う部分が左脳にあるからといって，言葉を使うすべての能力が左脳優位とは限らない．健常人の中でも，話のうまい人とへたな人がいる．話のうまい人は，相手や状況を判断して話題を選び，内容の順序を工夫して，相手の態度・反応に応じて，適切な声量と速度，

アクセントをつけて話を進める．文章構成と声量や話す速度を調整する能力は，右脳優位と考えられる．

　文字の読み書きは左脳優位であるが，達筆性は右脳優位である．英語と日本語がバイリンガルの人が左脳出血をきたし，右片麻痺と失語症をきたしたが，かなり回復した段階で，書字自体は左手で書くのでへただが，達筆さは残っていた．文字を覚えていて書くのは左脳だが，うまく，美しく書く芸術性は右脳の働きなのである．

　いわゆる第六感やセンスといわれる能力も右脳優位と考えられる．ノーベル賞に輝くような大発見も，右脳のひらめきと考えられる．

　新生児は生まれてから多くの能力を習得していくが，嚥下や歩行など最初に習得する能力は右脳が担当し，後から習得する能力は左脳が関与していることを考えると，本当は右脳が優位半球ではないだろうか．言語機能のみで優位半球，劣位半球としてきたこれまでの神経学を根本的に考え直す時代になってきたのではなかろうか．

10 脳内機構からみた リハビリテーション

A リハビリテーションの意義

　リハビリテーション rehabilitation の語源については2つの議論がある．1つは図 10-1 に示した re + habilitas を語源とする考え方である．re は「再」，habilitas は英語の「ability（能力）」とする考え方である．ときどきリハビリテーションを機能回復と訳す人がいるが，正しくは「能力回復」と訳すべきである．ここで問題となるのが，「機能」と「能力」の違いである．

　これについては，図 10-2 に示したように，1980 年に提唱された国際障害分類試案が理解しやすい．障害を機能障害 impairment，能力障害 disability，社会的不利 handicap の3段階に分類する．左脳梗塞で右片麻痺をきたした患者を考えると，図 10-3 に示したように，機能障害は解剖学的レベルで「右の手足が動か

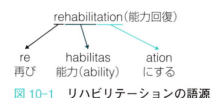

図 10-1　リハビリテーションの語源

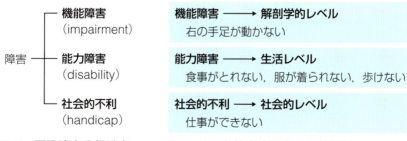

図 10-2　国際障害分類試案　　図 10-3　右片麻痺患者での具体例

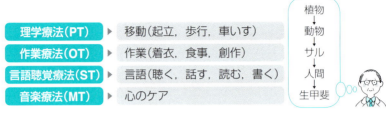

図 10-4　リハビリテーションの種類と役割

ない」ことを意味し，能力障害は生活レベルで「食事がとれない，服が着られない，歩けない」などを意味し，社会的不利は社会的レベルで「仕事ができない」を意味する．

　リハビリテーションを行っても右手が動くようにならなければ，右手麻痺という機能障害は残るが，左手で食事ができるようになれば，食事をする能力は回復する．装具や歩行器などを使えば，歩くという能力も回復する．できる仕事をみつけて社会復帰することも可能となる．ここまでくると，人間らしく生きる権利を回復し，「人間の復権」が可能となり，この意味で「適した，相応しい」という意味のラテン語の habilis に re を接頭語として re + habilis → rehabilitation と理解するもう 1 つの議論もできる．しかし，これが語源だとすると rehabilitation ではなく，rehabilation となるのではないだろうか．

B PT，OT，ST，MT，MKT の役割

　リハビリテーションには，PT，OT，ST，MT，MKT があり，それぞれに担当のセラピストがいるので，まずその業務と役割分担をわかりやすく説明する．図 10-4 に示したように，PT は理学療法 Physical Therapy を意味し，担当者を理学療法士 Physical Therapist（PT）という．OT は作業療法 Occupational Therapy を意味し，担当者を作業療法士 Occupational Therapist（OT）という．ST は言語聴覚療法 Speech Therapy を意味し，担当者を言語聴覚士 Speech Therapist（ST）という．米・英国では確立した分野として MT があるが，これは音楽療法 Music Therapy，担当者は音楽療法士 Music Therapist という．最近提唱されている MKT は，音楽運動療法 Musicokinetic Therapy を意味し，担

当者は音楽運動療法士 Musicokinetic Therapist という.

理学療法 Physical Therapy (PT)

理学療法は，昭和初期は物理療法(物療)とよばれていた．筋の拘縮や硬直，関節の可動域減少などを予防する目的での，筋のマッサージ，筋や関節の他動運動，さらには温熱療法などが行われていた．

理学療法のもう1つの重要な任務は移動を支援して寝たきりを予防することである．座位訓練，立位訓練，歩行訓練がある．

長期意識障害で寝たきりの患者を車いすに座らせただけで，開眼し意識が回復することがある．車いすには背もたれがあるので，背もたれをなくす意味で，ベッドの脇に座らせる開放端座位にするとさらに効果がある．このとき脳波を測定すると，睡眠時脳波から覚醒時脳波へと変化する．

立位訓練や歩行訓練では，転倒を予防する目的で，平行棒，杖，歩行器，シルバーカーなどの器具も使用される．これらの訓練の前に，起立性低血圧発作を予防する目的で，仰臥位と座位で血圧を測定する必要もある．この移動訓練は，いわば「植物(状態)を動物にする」ことである．

作業療法 Occupational Therapy (OT)

図 10-4 に示したように，OTの任務は「手をうまく使えるように訓練して，動物をサルにすること」であり，訓練の具体例としては，絵を描かせる，積木，折り紙，輪投げ，洗顔，歯磨き，衣類の着脱などがある．英語では hand skill therapy，日本語では「手作業訓練」とでも用語を変えれば，リハビリテーションと無関係な医療職や患者の理解が深まるのではなかろうか．

Column

わが国では長らく理学療法のみがリハビリテーションと考えられていた．1967 年著者が千葉大学医学部に戻ったとき，千葉大学病院はもとより，千葉県内のいずれの病院にも理学療法士(PT)のみしか存在していなかったのには大変驚いた．当時千葉県内のリハビリテーションを指導していた千葉労災病院長(整形外科医)に，作業療法士(OT)の必要性をお願いしたが，「そんなものはいらな

い」と拒否された．作業療法を職業訓練と誤解していたのではないかと感じた．
　米国で違う大学ではあったが著者と同じ King 教授に脳神経外科レジデント教育を受けた大阪の脳神経外科医に相談した．「ちょうどよい．今大阪では万博が開催されていて，たまたまスウェーデンから美女の OT が 2 人きているので，千葉労災病院長の目前でこの 2 人に作業療法をデモンストレーションしてもらったら」との助言をいただいた．
　著者は早速大阪に行き，その 2 人の OT を千葉労災病院へ案内した．2 人はまず回診をして，右片麻痺の患者を 1 人選び，患者の許可を得て，1 時間の準備期間を要求した．もちろん，この病院には作業療法に必要な器具，装具などはいっさいないのを承知で，1 時間かけて必要な器具，装具を針金のハンガーや太い輪ゴムなどを組みあわせて作製し，患者に必要な指導・訓練をした．
　この患者は右片麻痺のため左手でスプーンを使って食事をし，着脱衣は介助が必要であった．2 人の OT は，この患者が重度の右片麻痺で右手指はまったく動かないが右肩の一部の筋が動くのに気づいた．そこで，輪ゴムと針金を組みあわせた装具を作製して着用させ，何と右手で食事をさせた．さらに車いすにセットした用具に上着を引っかけさせて，左手のみで上着の着用をさせた．
　院長が驚愕して「いったいこれは何だ」と問われたので，「これが作業療法です」と答えると，「わかった．千葉県中に OT を導入しろ」という命令が出て，千葉労災病院はもとよりそのほかのリハビリテーション病院にも OT が導入されたのであった．
　要するに英語での occupation，日本語での「作業」という言葉が OT の任務を「職業訓練」と誤解させたのではないだろうか．

言語聴覚療法 Speech Therapy（ST）

　著者はニューヨーク州立大学アップステイト医学部（SUNY-UMC）で脳神経外科レジデント教育を受けて初めて OT と ST の存在を知った．脳外傷や脳卒中で失語症を発症した患者を診察し，自分なりに教科書的知識を頼りに，運動性失語や感覚性失語などと診断して ST に検査を依頼したら，多くの症例で失語症の分類診断が著者の診断とは異なり，専門知識をもつ ST の必要性を痛感したのであった．
　図 10-4 に示したように，ST は「サルを言葉が使える人間にする」のである．
　ST のもう 1 つの業務に嚥下訓練もある．高齢者の重要な死因となっている誤

嚥性肺炎の予防には，医師，歯科医師，看護師にくわえて，OT，ST の参加は欠かせない．OT は箸やスプーンを使って食物を口に入れるまでの動作，ST は嚥下の評価と訓練をする．

Column

千葉県への OT の導入に成功した後，千葉大学病院に脳神経外科が新設され，医局長に就任したときに，千葉大学病院長(呼吸器外科医)に言語聴覚士(ST)の採用を依頼した．当時は PT，OT とは異なり，ST にはいまだ国家資格が与えられていなかった．

病院長の説明では，国家資格のない職種の人を国立大学病院に採用することは文部省(当時)が許可しないとのことであった．「そこを何とかして ST を雇っていただかないと大学病院では脳手術ができないので，ST のいる民間病院に私が移るしかない」と重ねて懇願したら，ST を事務職として採用し，業務は言語聴覚療法に専念せよとの院長命令を出していただいて，ST を雇っていただいた．

この ST から SLTA を教わって自分で患者を検査して初めて，米国での著者のかつての失語症診断の間違いが理解できたのであった．その後，ST の国家資格取得のために日本脳神経外科学会の代表として日本耳鼻咽喉科学会や日本リハビリテーション学会の代表と一緒に数年かけて厚生省(当時)と交渉して，外部からの強い抵抗にあいながら，ST の国家資格の取得と国家試験の開始に成功したのであった．

音楽療法 Music Therapy (MT)

米・英国では，かなり以前から MT が独立した職種として確立されており，がん末期患者に対するホスピスケアの一部として，またコミュニケーション障害をもつ小児への治療の1つとして採用されている．

カナダでは音楽療法士になるためには，演奏能力にくわえて，患者のニーズにあわせた音や音楽をその場で作曲する作曲能力も必要とされている．カナダから来日して特別講演をした音楽療法士は，あらゆる治療に抵抗してコミュニケーションのまったく取れない自閉症の子供をあずかり，ピアノのふたをこする雑音も含めてあらゆる音を出し続け，子供が反応する音をつなげて作曲して聞かせ，コミュニケーション能力の獲得に成功した事例を報告した．

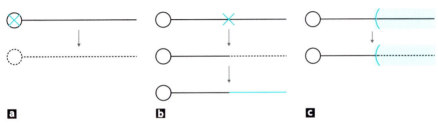

図 10-5　神経損傷の運命
a：神経細胞の損傷では，神経細胞も軸索も再生しない．
b：軸索の切断では，末梢の軸索は消失するが，軸索の中枢側から再生される．
c：脳内の軸索の損傷では，瘢痕組織による再生妨害のために軸索が再生されない．

　日本でも最近MTを教える大学も出てきたが，まだ国家資格が与えられていない．日本でもある病院で，音楽療法士が活躍していたが，たまたま音楽療法士が休暇をとった期間，看護師たちがCDで音楽を聞かせたら，まったく効果がなかったとの報告もある．ありあわせの音楽を適当に聞かせるのが音楽療法ではなく，カナダで音楽療法士に作曲能力も要求される理由はここにあるのである．
　図10-4に示したように，MTは人間の心のケアをするのである．

音楽運動療法 Musicokinetic Therapy（MKT）
　音楽療法のみでは不十分だとして，音楽を流しながら患者にトランポリンで上下運動を数分間させたりすると，筋緊張がずいぶん軽減したり，植物状態患者の覚醒が得られたりすることを大阪芸術大学芸術計画学科の野田燎教授が発見し，音楽運動療法と命名した．著者も岩手県宮古市の宮古第一病院長のときに，千葉県松戸市の聖徳大学音楽療法科を卒業した音楽療法士を野田教授のところに留学させて，リハビリテーションセンターとして日本で3番目に音楽運動療法を導入した．

C リハビリテーションの向上
　脳内機構からリハビリテーションの各職種の業務について解説してきたが，障害された脳の機能は回復するのか，それともほかの部位が機能代償するのかなど，リハビリテーションの基盤となる脳内機構をここで考えてみたい．

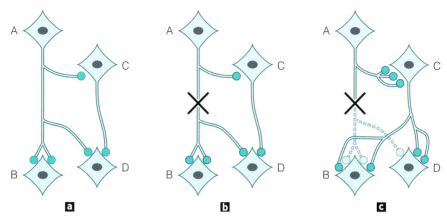

図 10-6　神経回路の修復
a：正常時．b：×印の部位で切断．c：リハビリテーションを行い，AからCへの連絡が強化され，CからBへのバイパス路が新生される．

リハビリテーションと脳のしくみ

　図 10-5a に示したように，神経細胞が損傷されると神経細胞も軸索もすべて消失し再生しない．図 10-5b に示したように，軸索が切断されると末梢の軸索は消失するが，軸索の中枢側から1日1mmの速さで再生される．手足の末梢神経の損傷では，端末を正しく縫合すれば，神経線維が再生してくる．

　脳卒中などで内包を通過する錐体路が切断されると，リハビリテーションをいくら行っても回復しないので，中枢神経内の神経線維は再生しないと以前は信じられていた．しかし，これは再生しないのではなく，図 10-5c に示したように，再生を妨害する環境があるのではないかという疑問も生じた．1950年ごろになって多くの動物実験がなされ，瘢痕組織による再生の妨害が起こらないように工夫して切断すると，錐体路といえども，サルで，2年かけて脊髄まで再生することが証明された．

　ここで図 10-6a を見ていただきたい．神経細胞 A は，神経細胞 B，C，D と接続している．図 10-6b に示したように，Aからの軸索が×印のところで切断されたとする．AからB，Dへの接続は断たれる．DはCを介してAからの信号を受け取ることができるが，BはAからの信号をもらえなくなる．そこでリハビリテーションを行うと，図 10-6c に示したように，AからCへの連絡が強化され，CからBへの連絡が新生されるかもしれない．これもリハビリテーションによ

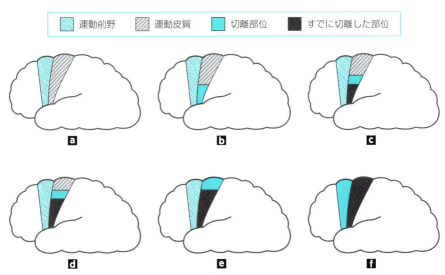

図 10-7　サルの左脳の運動皮質・運動前野の切離実験
a〜e：運動皮質の切離．**f**：運動前野の切離．
Glees P, Cole J：Recovery of skilled motor functions after small repeated lesions of motor cortex in macaque. J Neurophysiol 13：137-148, 1950

　る能力回復の支援かもしれない．いわゆるバイパス路の新生である．
　次は機能代償の問題である．神経細胞が密集する大脳皮質が損傷されると，どの部位の皮質が機能代償するのであろうか．1950 年に Glees と Cole が大変興味あるサルの実験結果を報告した[3]．図 10-7a はサルの左脳の運動皮質と運動前野を示している．まず図 10-7b に示したように，運動皮質の一部を切離すると右上肢の麻痺が発生するが，サルの左手を抑制しておくと右上肢の機能が回復する．そこで図 10-7c に示したように，運動皮質のさらに上位の部分を切離すると右上肢の麻痺が再発するが，左上肢の抑制を続けていると右上肢の麻痺が回復する．そこで図 10-7d, e に示したように，さらに上位を切離して回復を待つという操作を繰り返し，2 年かけて，左半球の内側を含めて運動皮質をすべて切離したが，やはりサルは右上肢の麻痺を回復した．次に図 10-7f に示したように，運動前野を切離したら，右片麻痺が再発し，今度は回復しなかった．これによって皮質の損傷は，それと機能的に近い皮質が代償するが，それ以外の部位の皮質は機能を代償できないことが証明された．

表 10-1　リハビリテーションを向上させるための手段

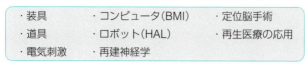

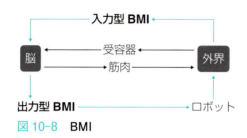

図 10-8　BMI

脳のしくみを利用したリハビリテーションの支援

　機能，能力，適応の訓練によるリハビリテーションにも限界がある．そこで表 10-1 に示したように，装具や道具を使ってさらなるリハビリテーションの向上を目指す．歩けない人に，装具や杖，歩行器などを使って歩行させ，それもできない人には車いすを使って移動を支援する．

　四肢の筋や末梢神経への電気刺激によるリハビリテーション向上法もある．たとえば，パーキンソン病の症状であるすくみ足によって歩けない人の腓腹筋を数分間電気刺激すると，かなりの時間スタスタと歩けるようになるのである．

　また感覚刺激が有効な例もある．矛盾性歩行をするパーキンソン病患者では，図 5-7（→ 43 頁）に示したように，無地の床上ではすくんで歩けないのに，床に横線を入れると，線をまたぐようにしてスイスイと歩けるようになる．

　筋力の低下した患者や麻痺で動かなくても少しでも筋電図で波形が出ている患者に，その筋力を増強する装置を使用して動作を可能にしたのが，筑波大学の山海嘉之教授が開発した hybrid assisted limb（HAL）である．

　近年，脳機械介在装置 brain machine interface（BMI）という技術が開発・発展している（図 10-8）．脳と外界の間にコンピュータを介入させる方法で，これには入力型と出力型がある．入力型では，たとえば耳の聞こえない人に，音の信号をコンピュータで神経信号に変換して，それを中枢神経内の聴覚路に刺激信号と

して与えると聞こえるようになるのである．

　出力型では，たとえば右手が動かない人の場合について考えてみる．少しでも動くか，少なくとも動かそうとする筋に電気活動が起これば，それをコンピュータで増強して上記の HAL が使えるが，まったく筋電図の波形が出ない場合は HAL は使えない．ところが右上肢を動かそうとする命令は脳で起こっており，このときの脳波の微妙な変化(運動プログラム)をコンピュータで解析して，ロボットに伝えてロボットの上肢を動かすことで，患者の動作の目的を達成させる方法である．

　このようにコンピュータを使って今後リハビリテーション技術がますます向上することが期待されている．

再建神経学 Restorative Neurology

　機能や能力を改善するために，神経の組換え縫合や筋肉の縫縮，さらには四肢の骨を長くするなど，さまざまな手術が考案，実施されている．このような治療法を再建神経学 Restorative Neurology とよんでいる．

　脳神経外科の分野では，聴神経鞘腫の摘出に際して顔面神経を温存できなかった場合，術後の顔面神経麻痺の後遺症を少しでも軽減するために，以前より舌神経を切断して，その中枢側端末を顔面神経の末梢側端末に縫合する神経の組換え縫合を行っている．切断した側の舌は当然萎縮するが，対側の舌筋の機能が正常なので，嚥下障害にはならない．舌神経はもともと顔面の運動をつかさどっていなかったので，顔面の運動は完全には回復しないが，顔面の萎縮による変形はいくらか改善される．

　1950〜1960年代に多くの動物実験がなされ，末梢神経の組換え縫合をすると，もともとの機能とは異なる機能をつかさどる神経への縫合後に，その新しい機能を行えるようになることが証明されている．

定位脳手術 stereotactic neurosurgery

　パーキンソン病患者の振戦やがん末期患者の頑痛 intractable pain に対して視床を破壊する定位的視床破壊術 stereotactic thalamotomy などを含む定位脳手術法が，日本では1960年代に順天堂大学の楢林博太郎教授(当時)によって始められた．解剖生理学の知見が進み，定位脳手術の経験が蓄積されるにつれて，目標点 target が変更され，また破壊術から植込み電極による DBS へと改良されてき

ている．これについては，図 5-8（→ 44 頁）を参照されたい．

移植術 transplantation

　長年の脳神経外科医や脊髄外科医の悩みは脊髄損傷による四肢，ことに下肢の運動麻痺が回復しないことであった．さまざまな組換え神経縫合術が試みられたが成功しなかった．最近画期的な成功をした 2 つの移植術を以下に紹介する．

　1 つは大阪大学脳神経外科の吉峰俊樹教授の研究である．末梢神経と異なり，中枢神経組織である脊髄は縫合しても機能的につながらない．ところが，歩く動作のすべてを脳で命じているわけではなく，歩くプログラム locomotor pattern generator の基本は脊髄内にあり，脳のサインで歩くとする考えである．「歩け」というサインが脳から脊髄に伝えられればよいとする考えである．

　人間の鼻にある嗅粘膜は鼻をかむたびに壊され再生するので，嗅粘膜は人体組織の中で最も再生能力が高いと考えられている．そこで動物の脊髄を切断し，完全な後肢の麻痺を生じさせ，回復しないのを確認した数か月後に脊髄の切断部位に，その動物の嗅粘膜を移植した．やがて後肢が動き始め，動物は自由に走り回るようになったという研究成果が発表された．脊髄内にある歩くプログラムは脊髄損傷後，数か月にわたって機能を正常に保っており，嗅粘膜移植による再建可能性は数年間残存することも証明された．将来は，脊髄損傷患者は数年以内に自分の嗅粘膜を移植すれば歩けるようになる可能性が出てきたのである．

　もう 1 つの研究は，2011 年 9 月 27 日の読売新聞に公表された慶應義塾大学の岡野栄之教授の研究である．脊髄損傷を起こさせた部位に，ノーベル賞を受賞した京都大学の山中伸弥教授の開発した人工多能性幹細胞 induced pluripotent stem cell（iPS 細胞）を移植したところ，マウスが歩行を回復したという研究成果である．

　たしかに 4 本足の動物は自由に走り回るところまで回復する．しかし，起立歩行をする人間ではハイハイはできても，下肢だけで起立姿勢を保ち，歩行できるようになるかが今後の研究課題である．2 本足だけの起立姿勢保持には小脳からの支援が必要なためである．ロボットスーツ HAL の併用が必要かもしれない．

あとがきにかえて
脳内機構からみた教育への提言

A 日本における教育の問題点

　小・中・高校の教師は，脳科学ではなく教育心理学に裏づけられた教育学に基づいて，学校制度の制約のなかで，効果的教育を実践しているのに対して，大学の教師は，教育学部を除いて，教育心理学ではなく，各学部の歴史と伝統に基づく教育を実践している．しかしいずれの場合も，生徒・学生という学習者の立場よりは，行政や教師という指導者の立場からの利便性で教育カリキュラム（教育活動計画書）は相当にゆがめられているといわざるを得ない．

　その最たるものが日本における英語教育である．中・高・大学と8年間も英語教育を受け，そのうえ大変厳しい英語の大学入試を突破した大学生のほとんどが，米国大統領の演説を聞いてもまったく理解できず，英会話はもとより，英語での自由な討論もできない．わずか2年で効果的な外国語教育を実践している欧米では考えられない日本の外国語教育の大失敗である．

　著者は，浜松医科大学の吉利和初代学長の推薦で，日本医学教育学会に入会し，1976年3〜5月イリノイ大学医学部教育開発センター（CED）に留学して医療分野（医学・看護学・コメディカル分野）における教育学の特訓を受け，日本医学教育学会世話人・理事に就任して，多くの医学部・看護学部の教育改革を支援し，厚生労働省の依頼で医師国家試験改革委員会座長を引き受けるという貴重な経験に恵まれた．

　近年になってようやく，学校教育制度や入試制度，国家試験制度の改革が進められてきているが，教育心理学にくわえて，脳科学の視点から，教育を抜本的に見直す時期にきていると思われる．

B 学習の臨界期

　教育学での「学習の臨界期」は，脳科学の立場からはすでに解説した「脳の成長のしくみとその臨界期」(→68頁)で説明される．言語能力獲得の臨界期は5～6歳であることが証明されたが，外国語能力習得の臨界期はどうであろうか．

　親に連れられて渡米した後に帰国した子供たちとの英会話の経験から，米英人とまったく区別できないくらいの英語能力獲得の臨界期は5～6歳で，完全習得能力は10歳ごろまでに徐々に消失する．終戦後多くの日本人が米国に移住したが，成人してから移住した人たちは，たしかに流暢に英語を話してはいるが，電話で聞くとやはり日本語的英語である．正確な母音の習得能力の臨界期は6～10歳と結論できる．

　ただし自由に使いこなせるレベルの外国語習得能力には臨界期は存在しない．著者は大学時代までに英語，ドイツ語，フランス語を学習したが，60歳をすぎてから，朝鮮語，トルコ語，中国語，オランダ語，ギリシア語，イタリア語，ポルトガル語，スペイン語，ロシア語，ポーランド語，ブルガリア語，フィンランド語，ハンガリー語を独学で学び，これらいくつかの国でその国の言語で特別講演をしたが，完全に理解していただいた．

　音楽を含む芸術能力，スポーツ能力，囲碁を含むゲーム能力なども，世界選手権レベルだとやはり幼児時代が臨界期であるが，趣味として楽しむレベルの能力習得には臨界期はないと考えてよい．

C 学習・忘却曲線

　図1を見ていただきたい．試験の行われる時点の縦線より左は，学習曲線，右は忘却曲線である．aは教師の望む理想像である．教師は試験までに学生に習得してほしい能力(100%)を教育目標に掲げて，aに沿って少しずつ教育していく．試験で100%の正解を期待し，試験後もなかなか忘れないと期待する．

　たしかにまじめで優秀な学生は，毎日予習復習をおこたらずaに沿って学力も向上していき，試験で100点満点を獲得し，その後もよく記憶している．しかしこのような理想的な学生は学生100人の中に何人いるであろうか．せいぜい2～3名ではなかろうか．

　多くの学生は予習復習をせずに，試験の直前に慌ててつめこみ学習をして，b

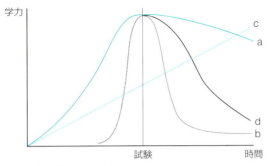

図1　学習・忘却曲線
a：試験までに学習曲線は頂点に達し，その後の忘却曲線の降下もゆるやかで，学習したことをなかなか忘れない．
b：試験直前につめこみ学習をするが，短期的につめこんだ学習はすみやかに忘却される．
c：自分のペースで学習を進め，試験後も引き続き学習を続けるため，学習曲線は伸び続けるが，試験の時点では学力が足りていない．
d：断片的知識は試験後，すみやかに忘却される．一方，応用力や問題解決能力は**a**のようになかなか忘却されない．

のような学習曲線をたどると考えられる．このように短期的につめこんだ知識は，試験後はすみやかに忘却してしまう．

　変わった学生は，試験のことはまったく気にせずに，教育内容自体に興味を感じ，自分の好む速度で学習し，cのような学習曲線をたどり，試験後も興味があるので引き続き学習を続け，ますます学力が向上するかもしれない．しかし，学習速度が遅いため，試験では50％しか取れないとすると，60％を合否基準とする試験では，長期的には最も優秀な学生が落第することになる．

　aに沿って学習した学力は，試験後も本当にaのごとく緩やかな忘却曲線をたどるのであろうか．dのごとくすみやかに忘却されることはないのであろうか．教育学でも脳科学でも，断片的知識はどのように学習しようと，試験後使わなければdのごとくすみやかに忘却されるのに対して，応用力や問題解決能力はaのごとく，なかなか忘却されないと考えられる．したがって，CEDが米国の医師国家試験 National Board Examination 改革でまず行ったことは，丸暗記できる断片的知識の試験問題の廃止と，症例を提示して回答させる応用力試験の重視である．著者も日本の医師国家試験を同様に改革した[25-27, 33]．

D 効果的な学習の成立条件

動機づけ motivation

　効果的学習成立の第一条件は動機づけ motivation である．「喉のかわいていない馬に水を飲ませることはできない」と同様に，「学習意欲のない学生に学習させることはできない」のである．「必要は発明の母である」と同様に，「ニーズは学習の根源である」．たしかに学生は必要に迫られないと学習しない．しかし，ニーズを説明しても効果はなく，「ネコに小判」である．実地臨床の経験の豊かな臨床教師が「このことは実地の臨床で大変役に立つからぜひともしっかり覚えておいてください」といくら力説しても，臨床経験のない学生には効果は期待できない．

　「教育は，教えることではなく，学習者の行動を変容させ，かつそれを習慣づけることである」と教育学では定義されている[22, 25]．では学習者の行動をどうやって変容させるかが，教育の成功のカギである．

　図 2-3（→ 17 頁）は「人間の行動の変容」を模式的に図示したものである．知，情，意の三角関係をよく理解していただきたい．1970 年ごろまでの日本の医学教育は「講義偏重主義」であった．医学を講義し，医療の現場を見学すれば，医療が実践できるとの考えで，実習も単なる見学実習であった．この日本の医学教育は実践を中心とする欧米の医学教育に比べて明らかに失敗であった．知から意は起こらないということは，禁煙に例えると理解しやすい．

　「喫煙は肺癌のリスクがきわめて高い」といくら力説しても，愛煙家に禁煙させることは不可能である．しかし長年の大量の喫煙による呼吸困難を実体験させると即効する．著者の父（医師）は 50 年以上にわたって，外来で 1 人の患者の診療が終わるたびにタバコを 1 本吸わないと次の患者の診療をしないという状況で，毎日 60 本以上タバコを吸うヘビースモーカーであった．喫煙の害を言って説得しても，医師である以上，むだであった．そこで日本大学呼吸器内科の岡安大仁教授（当時）に禁煙させる方略について相談にいった．教授は「そんなヘビースモーカーですか．困りましたね．1 週間考えさせてください」との返事であった．

　1 週間後，岡安教授から○○日の 9 時に父を教授の外来に連れてくるように指示があった．耳鼻咽喉科医である父にとっては呼吸器内科学については無知に等しい．日本大学の内科外来が大混雑しているのは常識で，かなりの長時間待たされるのを覚悟して父とともに外来に顔を出したら，広い外来待合室に誰もいないので驚いた．

胸部のX線写真撮影後に教授診察室に入った.「大変なヘビースモーカーですね. タバコが大変お好きなのですね. それではやめられませんよね」と父に共感した後, 胸部のX線写真をじっと見つめて無言を続けられた. 長い無言の時間に耐えかねた父が,「胸の写真はどうですか. 何か悪いところがあるのでしょうか」と質問したら,「空気が入りすぎています. 肺気腫がかなり進行しています. お医者さんならおわかりのように肺気腫は治らないだけではなく, これからこのままだとどんどん進行しますよ」と言われた.「では肺の機能を調べてください」と父が頼むと,「どうせタバコをやめる気はないのでしょうから, 肺の機能を調べても意味がないではないですか」と拒否された. それでも今の自分の肺機能がどうなっているのかをぜひ知りたいと頼んだところ, 医局長をよんで「この植村先生が肺機能を検査してくれとのご希望なので, ていねいにしっかりと検査してください. 私は2時間後に再診しますから」と言って診察室を出て行かれた.

　これからの2時間が大変であった. ズラリとならぶ肺機能検査室の各室を次々と案内され, 各検査のたびに大きな深呼吸を何回もさせられ, 父がだんだん苦しくなっていくのが隣にいる著者にはよくわかった. 検査のたびに結果を気にした父が検査技師に,「この結果はどうなのですか」と尋ねると,「結果は教授が再診のときに一括して説明されます」と回答を拒否された. 10くらいの検査を行ったとき, 大変苦しくなった父が,「もうこのくらいで検査をやめてください」と頼むと, 検査技師から,「検査を途中でやめられたら, 教授はもう診察してくださらないと言われています」との返事で検査は次々と続いた.

　呼吸困難の絶頂に達してやっと11時に診察室に入ったが, 待てど暮らせど教授がこられない. かなりの時間待たされた後にやっと教授が入ってこられた.「相当息が苦しそうですね. 肺機能も相当悪くなっています. これからもっとひどくなるでしょう」と言われ,「何か治療法はないのでしょうか」との質問に,「お医者さんならおわかりのようにでき上がった肺気腫の治療法はありません」との答え. そこで「もしタバコをやめたら少しでもよくなるのでしょうか」との問いに,「どうせタバコをやめられない人に, やめたらどうなるかという質問に答えてもしようがありませんね」との回答. このような問答を繰り返しているうちに, 父がだんだん興奮してきて, 最後は,「どうせやめられないと繰り返しているだけじゃしようがない. この若い医者の教授は何だ. 私だってやめられないわけではない」と興奮して, ポケットから数箱のタバコやライターをそこら中に投げ飛ばし始めた. もちろん, 教授もこのような反応行動を予測して, 診察室の貴重品や壊れや

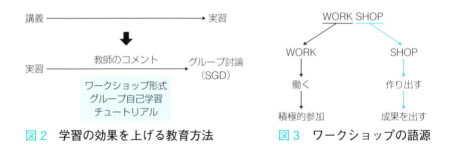

図2　学習の効果を上げる教育方法　　図3　ワークショップの語源

すいものはすべて片づけられていた．後日，この日の外来患者は父のみにしてあったと連絡があった．頑固な人間の行動変容の見事な成功例である．それから数年間，父は1本のタバコすら吸わないで88歳で他界した[22,25]．

多くの米国の医学部では，基礎医学の講義・実習の後，いっさいの臨床医学の講義のないまま，いきなり病棟実習が始まり，インターン，レジデント，教員に質問攻めにあい，自分がいかに臨床医学について無知であるか，それでは何の役にも立たないことを実感させられ，学生は夜自宅で懸命になって教科書を読みふけるのである．臨床講義はまったく必要ないのである．英国では，家庭医〔開業医 General Practitioner（GP）〕のところに泊まりこみで実習させられている．

学習の効果を上げるためには，図2に示したように，「講義→実習」方式をやめて，実習で実体験させ，グループ討論 small group discussion（SGD）をさせて，教師は講義ではなく，SGDへコメントするだけにとどめる方法がきわめて効果的である．このような教授法をワークショップ形式，グループ自己学習，チュートリアルなどと教育学ではよんでいる．

ここでワークショップの意味について考えてみる．workshop は語源的には work + shop である．図3に示したように，work は「働く」，すなわち学習者が学習活動に積極的に参加し，shop することである．shop は日本では，「店」と訳されているが，shop の本来の意味は「作業場」を意味し，ものを「作り出す場」であり，作って余ったものを売るのである．他所で作られた製品だけを集めて売るところは store という．多種多様の store を，買い物客の便利のために1か所に集めたものを department store といっている．

著者はニューヨーク州立大学アップステイト医学部（SUNY-UMC）の生理学大学院生になったとき，教室の1つに shop という看板があるので，「何でこんな研

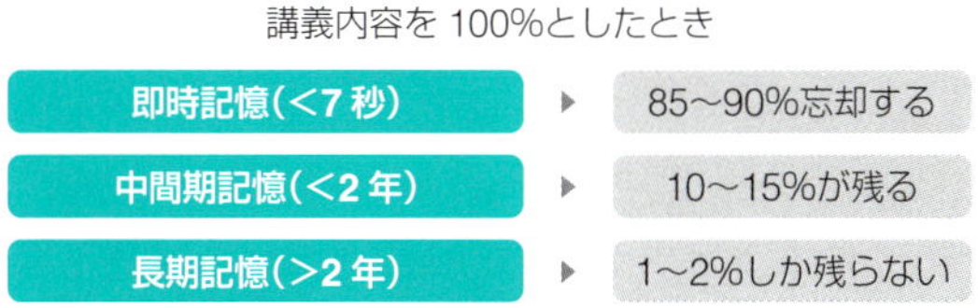

講義内容を100％としたとき

- 即時記憶（＜7秒） ▶ 85〜90％忘却する
- 中間期記憶（＜2年） ▶ 10〜15％が残る
- 長期記憶（＞2年） ▶ 1〜2％しか残らない

図4　記憶機構からみた講義の欠点

表1　忘れにくい学習

種類	内容
体験学習	実習で覚えた知識・理論・技術
自己学習	自ら問題を解決して覚えたこと
グループ学習	独学より小グループ活動・討論で学んだこと
右脳学習	右脳（図形・模式図・写真など）を介して覚えたもの

究室の中にお店があるのだろうか，何を売っているのか」と思ってドアを開けたら，実験機器の部品が多数置かれていて驚いた．研究者が実験に必要な機器を作製する場所がshopだと知らされたのである．

　図4は，日本の教育で最も重用されている講義の欠点を記憶機構（脳科学）からまとめたものである．記憶機構の中の即時記憶は，せいぜい7秒前後である．教師がぜひとも覚えてほしいと念願して講義した内容の，85〜90％は7秒後には忘却され，中間期記憶に残った10〜15％の知識も2年後にはほとんど忘却され，長期記憶に残るのはわずか1〜2％であることを認識すべきである[22,25]．試験をいくら厳しくしても，合格後はすみやかに忘却されることも再認識していただきたい．

忘れにくい学習

　表1は，教育心理学で指摘されている「忘れにくい学習」をまとめたものである．実験や実習などの体験学習で覚えた知識・理論・技術を忘れにくいのは容易に理解できる．答えが隠された難題を，苦労して自分で解決して覚えたことも忘れにくいが，それも独学よりも，SGDで学ぶとさらに記憶に残るのも実感がある．

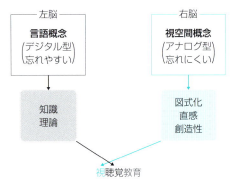

図5　左脳・右脳と視聴覚教育

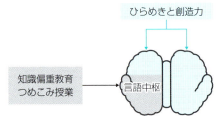

図6　創造性の教育

右脳学習

　以上は教育心理学の主張であるが，脳科学の立場からは，右脳学習が左脳学習に勝ることをさらに強調しておきたい．左脳で人から聞いた話や文章で読んだ知識は，使わない限りすぐに忘却されてしまう．しかし，図形・模式図・写真など，右脳を介して覚えたものが記憶に残りやすいことは経験的によく理解できるのではなかろうか(表1)．

　図5は，脳科学の立場から，視聴覚教育をわかりやすく解説した模式図である．左脳に入った情報は知識や理論などの言語概念で忘れやすいのに対して，図形化した情報は右脳に入り忘れにくい．コンピュータ概念を用いると，言語概念に入ったものはデジタル型の情報であり，忘れやすいのに対して，右脳に入った視空間概念はいわばアナログ型の情報で，忘れにくいということになる．また，右脳は直感やひらめきにも関係する．視聴覚教育という日本語では右脳の「視」が優先されていることも興味深い．

創造性の教育

「創造性をのばす教育」とよくいわれるが,今の教育改革は本当に創造性をはぐくんでいるのであろうか.教育学ではよく創造性は問題解決能力とされているが,何が問題かという未知の問題への気づきの方がはるかに重要で,これがなければノーベル賞はとてももらえない.

図6に示したように,脳科学の立場からは,創造性は右脳の感覚統合脳と両側の前頭葉が優位に関与していると考えられる.それにもかかわらず,教育熱心な親も教師も,つめこみ授業と試験で評価される言語概念を中心とした左脳の教育に集中しており,創造性の教育とはほど遠い.一時期,文部科学省もこの点に気づき,遊びやゆとりのある教育を試みたが,左脳の能力しか評価しない試験の成績が落ちたという教育者や親の批判をあびて,抑圧されてしまった.

知識偏重教育(左脳教育)の日本に比べて,欧米では創造性の教育(右脳教育)が相当進んでいる.著者が1960年に渡米留学したとき,家内が近所の子供たちとつきあって大変驚いたことがあった.日本では小学校に入るとまずひらがなの読み書きが強制的につめこまれる.ところが米国の小学校低学年生は,ほとんど文字が書けず,算数の九九も覚えていないのである.

著者の娘が英国の小学校に入学して初めて理解できた.まず入学式直後の教師と親の懇談会で,「教育は学校でするので家庭で先走って勝手に教育しないでください」と指示された.小学校に入ったので早速アルファベットを教わると想像していたら,娘は一向にアルファベットを教わらない.その代わり,名前(first name)の頭文字を大きく書いた札を胸に下げさせて登校させてくださいとの指示があった.

まだ文字に興味のない生徒に強制的にアルファベットを教えるのではなく,同級生と遊びながら,おたがいの名前を覚えると同時に胸の頭文字を覚えて,文字の必要性に気づき,自然と3か月でアルファベットが頭に入るというしくみである.教えこむのではなく,気づきを待つのである.

著者は1967年にオックスフォード大学脳神経外科に臨床助手として留学したが,学生への講義を頼まれたことは一度もなく,また学生の講義の現場をみたこともなかった.まったく理解できなかったので,帰国後に日本医学教育学会でオックスフォード大学医学部長(著者の留学中は脳神経外科助教授)を招聘してオックスフォード大学の医学教育について特別講演をしていただいた.

オックスフォード大学の医学部の定員は各学年わずか40名であり,オックス

フォード市には医学部以外のカレッジがちょうど40ある．一般教養課程は日本の2年に対して英国では1年である．1年生の教育カリキュラムは最初から存在しない．入学式に続いて，新入生は1年生の期末試験を受験させられる．まったく授業を受けていない状況での期末試験であるから，全員0点が当然である．そこで医学部長が，「1年後に同じ試験をする．何を学ばなければならないかは理解できたはずである．オックスフォードには40のカレッジがあるので，1人ずつ各カレッジに派遣するので，自分が必要であると考えた科目を聴講し，かつ諸君は医学生なのだからクラスで1位になって戻ってくるように．1位になれなければ即退学処分が待っている」と訓示する．すると，全学生が1年後に1位の成績で戻ってくる．

基礎医学は実験・実習が主体の学習である．オックスフォード大学には，卒後教育のための教育病院は複数存在しても，医学生のための教育病院は最初から存在しない(1967年当時，現在はあるよう)．臨床医学を学ぶ学年になったら，大学はいっさい面倒をみないので，学生は各自，ロンドンの多くの教育病院に実習を申しこむ．複数の病院に必死で申しこまないとなかなか実習の機会は与えられない．戻ってきたら卒業試験が待っているのみである．だから著者が留学中に医学生をみなかった，というよりはみられなかったのである．授業をしない医学部ではあるが，著者が在籍した当時までに，オックスフォード大学医学部のみで27名がすでにノーベル賞を受賞していた．

このような発見学習と問題解決能力学習が相まって創造性の教育は成り立つと考えられる．このことに気づいた，筑波大学の堀原一3代目医学専門学群長(他大学の医学部長にあたる)が文部科学省に対して講義のないカリキュラムを申請したが，許可されなかったので，いわゆる臓器別統合カリキュラムが編成されたのである．

E カリキュラム

カリキュラムは単なる授業の時間割表ではなく，教育目標，教育方法，教育評価を含めた教育計画のことをいう[22, 25]．以前の6年間の医学部教育カリキュラムでは，1～2年生は一般教養課程，3～4年生は基礎医学，5～6年生は臨床医学とされ，5年生は臨床医学の講義，6年生は臨床実習となっていた．

このような古典的な医学教育はドイツから米国や日本に導入された．しかし，

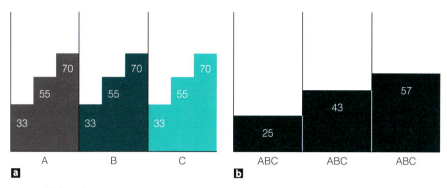

図7 学力の向上
a：単科集中積み上げ方式. b：多科同時進行方式.

1960年代になって，イリノイ大学の医学部長が医学教育の改革の必要性を痛感し，CEDを創設し，ニューヨークの内科医で教育改革に熱心なGeorge E. Miller博士を初代センター長に，教育心理学者のElizabeth McGuireを副センター長に任命した．

当時，浜松医科大学のカリキュラム委員長をしていた著者は1976年1〜3月に学長（当時）の命令でCEDに留学して，McGuire先生から教育ワークショップへの参加も含めて教育心理学について教育を受けた．教育心理学を学びながら脳科学の立場から考察して大変興味を感じた．帰国後，浜松医科大学のカリキュラム発案のみならず，日本医学教育学会を通じて多くの医学部の教育改革を支援し，また厚生労働省を通じて医師国家試験の改革も支援させていただいた．

教授学習の方略としては，「単科集中積み上げ方式」と「多科同時進行方式」の2つがある．前者にしたがって，1科目のみを集中して1回学習すれば，1/3は覚えられ，3回学習すれば合格（60％）するというのが多くの学生の感覚である．これに対して，複数の科目を並行的にバラバラ学習すれば，1回の学習で1/4覚えられるかというのが学生の感覚である．複数科目を一時期の試験ですべて合格するのが困難なことはみな学生時代に体験している．

単科集中積み上げ方式

図7aはA，B，Cの3科目を，この順に3か月ずつ集中学習した場合，1回の学習で1/3，次の学習では残りの1/3を覚えられるとしたときの学力向上の模式

月	A	B	C	D
火	E	F	G	H
水	I	J	K	L
木	M	N	O	P
金	Q	R	S	T

a

月	A		A	
火	A		A	
水	A		B	
木	B		B	
金	B		B	

b

月	C		C	
火	C		C	
水	C		D	
木	D		D	
金	D		D	

c

図8 医学部のカリキュラム例
a：多科目同時進行．b, c：2科目同時進行．

図である．たとえば，英語(A)，ドイツ語(B)，フランス語(C)として考えるとわかりやすい．これに対して，3科目を同時に学習し，1回で1/4を覚えられると仮定したときの学力を模式的に示したのが図7b である．

前述のごとく，著者は60歳をすぎてから，13か国語を習得し，実際にいくつかの国ではその国の言語で特別講演をしたが，このときは1か国語ずつ，まず3か月間毎日2時間テープを聴いて発音とイントネーションを学び，テキストで簡単な文法を学んだ．そして，4か月目に1か月かけて，英語の講演原稿をその国の言語に翻訳して，講演に備えたのである．

多科同時進行方式

図8a は，医学部における90分授業コマを1週間20コマに割りふった時間割で，多くの医学部では複数科目を割りあてている．

浜松医科大学では従来の基礎医学の講義時間の半分を講座別に講義して必要な実習を行い，残りの半分と臨床医学の講義時間全部をあわせた時間を，器官系統別に統合して講義する，いわゆる「半統合カリキュラム」を採用した．

図8b, c は，2科目ずつの同時進行カリキュラムを示したもので，たとえば，数週間にわたってAを消化器系とするとBは呼吸器系とし，その後の数週間はCを神経系とすると，Dは内分泌系というようにした．

このような統合カリキュラムを立案したとき，多くは，学年の始めに割りあてられた科目(AB)では，学年末までには忘れてしまうので，なるべく学年の最後(CD)に割りあててくれないと反対するとの意見であった．しかし，この議論は，試験のための中間期記憶の議論であって，むしろ単科集中方式のほうが，より多くの知識が長期記憶に入りやすいとの利点を力説した．

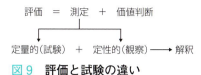

図9　評価と試験の違い

表2　医師が習得すべき3つの能力

認知領域	精神運動領域	情意領域
知識	診察技術	態度
理解力	手術技術	習慣

表3　医師国家試験に必要な認知領域のTaxonomy

Taxonomy	解答に必要なこと
Ⅰ型(想起)	丸暗記,一夜漬け
Ⅱ型(解釈)	1回の思考過程
Ⅲ型(問題解決)	2回以上の思考過程

F 効果的学習評価・国家試験の改革

このことについてはすでにほかで詳述したので[26, 27],ここでは要点のみ解説する.

まず評価と試験の違いを図9に示した.評価とはある「もの」(ダイヤモンド・学力など)を測定して価値判断することと定義されている.点数で定量的に測定するのが試験であり,医学生の患者への接し方などは観察によって定性的に測定される.測定結果を解釈して合否などが判定(評価)される.

図1の学習忘却曲線のところで説明したように,断片的知識は試験直前に丸暗記で覚えられるが,試験後に忘却されやすい.それに対して応用問題を解く問題解決能力は長期間の学習を必要とし,試験後もすぐには忘却されない.したがって医師国家試験で評価されるべきものは知識ではなく,問題解決能力であるとCEDのMacGuire先生が主張して,米国の医師国家試験を改革し,著者がその改革を厚生労働省に紹介して,日本の医師国家試験も改革された.

医師が習得すべき能力には,知識や理解力などの認知領域cognitive domainの能力,診察や手術の技術など精神運動領域psychomotor domainの能力,患者やコメディカルと接する態度・習慣といった情意領域affective domainの能力の3つに分けられ(表2),医師国家試験で評価される能力は主として認知領域であるので認知試験という.認知試験の解答にあたって受験生が思考・判断する程度を教育目標分類学Taxonomyという.

> 起立性低血圧をしばしば生じる疾患はどれか
>
> 1. **パーキンソン病**
> 2. 重症筋無力症
> 3. 筋萎縮性側索硬化症
> 4. 多発性筋炎
> 5. 周期性四肢麻痺

a

> 40歳男性，左前胸部の刺創を受けて救急車で来院した．血圧80/70 mmHg．頸静脈怒張が認められる．もっとも考えられるのはどれか．
>
> 1. 気胸
> 2. 血胸
> 3. **心タンポナーデ**
> 4. Flail chest
> 5. 大血管損傷

b

> 59歳の男性．2か月前からときどき，頭痛があった．10日前から左上下肢にびりびりした異常感覚があり，4日前には左下肢を引きずって歩くようになった．最近，記名力が低下してきた．画像は男性の頭部X線CTスキャン像である．既往歴として重要なのはどれか．
>
> 1. 糖尿病
> 2. 一過性脳虚血発作
> 3. 消化管がんの手術
> 4. **アルコール飲料の常用**
> 5. 頭部外傷

c

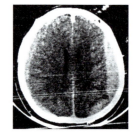

図10　問題例
a：Taxonomy I 型．**b**：Taxonomy II 型．**c**：Taxonomy III 型．

　教育心理学的には，認知試験のTaxonomyは6段階に分類されるが，医師国家試験では，丸暗記で解答できる想起recallのTaxonomy I 型，患者の病歴や検査データを解釈して診断する解釈interpretationのTaxonomy II 型，その症例に対する適切な治療法やほかのデータとの適合性などを選択する問題解決problem solvingのTaxonomy III 型の3つのレベルで十分とされている（表3）．

　図10a〜cはそれぞれ I 〜III 型の問題例であり，正答は太字で示してある．医学部の卒業試験や医師国家試験では100点満点中， I 型は20点を超えないように調整するのが望ましい．

参考文献

1) Brodmann K : Vergleichende Lokalisationslehre der Grosshirnrinde in ihren Prinzipien dargestellt auf Grund des Zellenbaues. Verlag von Johann Ambrosius Barth, Leipzig, 1909
2) Glasser MF, Coalson TS, Robinson EC, Hacker CD, Harwell J, Yacoub E, Ugurbil K, Andersson J, Beckmann CF, Jenkinson M, Smith SM, Van Essen DC : A multi-modal parcellation of human cerebral cortex. Nature (online) 536 : 171-178, 2016
3) Glees P, Cole J : Recovery of skilled motor functions after small repeated lesions of motor cortex in macaque. J Neurophysiol 13 : 137-148, 1950
4) Hitchcock E, Laitinen L, Vaernet K : Psychosurgery. Charles C Thomas Publisher, Springfield, Illinois, 1972
5) Livingston KE, Hornykiewicz O : Limbic Mechanisms ; The Continuing Evolution of the Limbic System Concept. Plenum, New York, 1978
6) Netter FH : The CIBA Collection of Medical Illustrations. Volume 1 Nervous System ; Part 1 Anatomy and Physiology. CIBA Pharmaceutical Co, U.S.A, 1986
7) Ojemann GA, Whitaker HA : The bilingual brain. Arch Neurol 35 : 409-412, 1978
8) Papez JW : A proposed mechanism of emotion. Arch Neurol Psychiatry 38 : 725-743, 1937
9) Penfield W : The Excitable Cortex in Conscious Man. Charles C Thomas Publisher, Springfield, Illinois, 1958
10) Penfield W, Milner B : Memory deficit produced by bilateral lesions in the hippocampal zone. AMA Arch Neurol Psychiatry 79 : 475-497, 1958
11) Schneider RC, Kahn EA, Crosby EC, Taren JA : Correlative Neurosurgery, 3rd ed. Charles C Thomas Publisher, Springfield, Illinois, 1982
12) Scoville WB, Milner B : Loss of recent memory after bilateral hippocampal lesions. J Neurol Neurosurg Psychiatry 20 : 11-21, 1957
13) Sherrington CS : The Integrative Action of the Nervous System. Cambridge University Press, Cambridge, 1947
14) Uemura K, Preston J : Comparison of motor cortex influences upon various hind-limb motoneurons in pyramidal cats and primates. J Neurophysiol 28 : 398-412, 1965
15) Uemura K, Imamura Y, Kaneko M : Clinical neurophysiology for memory and intelligence. 神経心理学 12 : 11-29, 1996
16) Uemura K : A revised clinical assessment of motor and memory disturbances. Neurol Med Chir (Tokyo) 50 : 707-712, 2010

17) Yakovlev PI：Motility, behavior, and the brain；stereodynamic organization and neural coordinates of behavior. J Nerv Ment Dis 107：313-335, 1948
18) 植村研一：頭蓋内疾患の初期診療　頭痛/頭部外傷/脳卒中――一般臨床医のためのポイント集．篠原出版，1977
19) 植村研一，中谷比呂樹，西川正郎(訳)：人間の死と脳幹死．医学書院，1984（原著 C. Pallis：ABC of Brain Stem Death. BMJ Publishing Group Limited, London, 1983）
20) 植村研一：頭痛・めまい・しびれの臨床―病態生理学的アプローチ．医学書院，1987
21) 植村研一：うまい英語で医学論文を書くコツ．医学書院，1991
22) 植村研一：医療人の情意教育の現在と将来．薬業時報社，1991
23) 植村研一，原　義雄，柏木哲夫：死の臨床から生の臨床へ―患者のいのちに中味を与えるコミュニケーション．金原出版，1992
24) 植村研一：脳を守り活かす―脳卒中・ボケの予防と脳の改造．静岡新聞社，1997
25) 植村研一：効果的な情意教育の展開．じほう，2000
26) 植村研一：試験問題の作成とその効果的利用(上)―医師国家試験の場合．人事試験研究 187：3-14, 2003
27) 植村研一：試験問題の作成とその効果的利用(下)―医師国家試験の場合．人事試験研究 188：2-10, 2003
28) 植村研一：痛み・しびれの病態生理と臨床評価．PT ジャーナル 42：95-104, 2008
29) 植村研一：脳の仕組みからみた英語教育．エデック，2008
30) 植村研一：脳科学から見た効果的外国語学習のコツ．J Med Eng Educ 14：54-62, 2015
31) 太田富雄：急性期から慢性期にかけての意識障害評価法の変遷．Clin Neurosci 26：608-611, 2008
32) 河村　満，高橋伸佳：高次脳機能障害の症候辞典．医歯薬出版，2009
33) 日本医学教育学会(監修)，日本医学教育学会教育開発委員会(編)：評価と試験．篠原出版，1982
34) 本庄　巖(編)：脳からみた言語―脳機能画像による医学的アプローチ．中山書店，1997

索引

和文

あ・い
アルツハイマー型認知症　59
移植術　99
位置識別　31

う
ウェルニッケ野　3, 22, 29, 49, 50, 69
右脳学習　108
運動障害　40
運動前野　36, 50
運動の分解　47
運動皮質　35, 36, 50
運動無視　41, 42
運動野　3, 35

え
嚥下訓練　92
延髄　15

お
音楽運動療法　90, 94
音楽運動療法士　91
音楽能力　79
音楽療法　90, 93
音楽療法士　90

か
外界誘導運動　37
絵画能力　84
外側腹側核　37
概念中枢　25
海馬　3
化学伝達　65
蝸牛　26
蝸牛神経　26
学習曲線　102
学習の臨界期　102
活動電位　63
カリキュラム　110
感覚　6
感覚統合脳　16, 49, 109
感覚野　3
感覚連合野　59
眼球共同偏倚　50

き
記憶学習　63
記憶機構　55
記憶誘導自動運動　37
帰還制御　37
機能障害　89
機能代償　96
機能的磁気共鳴画像法　20
記銘　55
橋　15
教育心理学　111
教育目標分類学　113
強縮性刺激後増強　65
強縮性刺激後抑圧　66

く
空間認知障害　81
グループ自己学習　106
グループ討論　106
グルタミン酸作動性神経細胞　67

け
計算　25
計測　37

言語習得の臨界期　70
言語聴覚士　90
言語聴覚療法　90, 92

こ
構成失行　80
コリン作動性神経細胞　67

さ
再建神経学　98
サイコロ　82
細胞体　63
作業記憶　51
作業療法　90, 91
作業療法士　90
左右識別障害　78

し
視覚　31
視覚皮質　7, 31, 33, 49
視覚連合野　33, 49
時間の認知　79
視空間認知能力　80
視空間の認知　33, 79
軸索　63
軸索終末　67
視交叉　31
視索　31
視床　21, 22, 31
　──の網様核　22
視床枕　22
視神経　31
姿勢保持筋　38
視束　31
失外套症候群　11
失語
　──，非流暢性　50

失語, 流暢性　50
失語症　78
自動運動　39
自動運動系　43, 45
シナプス　65
社会的不利　89
樹状突起　63
受容器　7
上行性網様体賦活系　3
小脳　5, 19
　──の傍虫部　37
植物状態　11
除脳硬直　9
シルヴィウス溝　15, 36
神経栄養因子　67
神経回路網　37, 63
　──の新生　67
神経学　1
神経細胞　63
神経細胞死　67, 68
神経信号　7, 23, 31
神経心理学　2, 3
神経成長因子　67
神経伝達物質　65
深部脳刺激　85
心理学　1
心理生理学　2, 5

す
随意運動　39
随意運動系　43, 45
水晶体　31
錐体外路　45
錐体路　35, 37, 43
髄膜腫　31
数唱学習　59
数唱問題　59
頭蓋咽頭腫　62
すくみ足歩行　43
図形模写　80

せ
正中神経学　85
脊髄　5, 19

──の伸張反射　19
絶対音感　28
前庭　26
前庭神経　26
前頭眼野　50
前頭前野　41, 50
前頭葉　15, 35, 109
全脳幹死　11
全脳死　8, 11

そ
想起　55
即時記憶　57, 59
側性　73
測定過小　37
測定過大　37
側頭葉　3, 15, 31
側頭葉てんかん　31

た
帯状回　36
体性感覚　23
体性感覚皮質　7, 23, 26, 49
体性感覚連合野　24, 49
体性局在　23, 35
大脳　5, 19
大脳基底核　37
大脳皮質　19
多科同時進行方式　112
単一光子放射断層撮影　74
単科集中積み上げ方式　111
単シナプス反射弓　65

ち
知覚　6
中間期記憶　57
中心溝　15
中心後回　23
中心前回　35
中枢神経系　19
チュートリアル　106
中脳　15
聴覚　28
聴覚皮質　7, 28, 49

聴覚連合野　28, 49, 68
長期記憶　57
長期増強　66
長期抑圧　66
地理失認　33

て
定位的視床破壊術　98
定位脳手術　98
底外側辺縁系　53
テント切痕ヘルニア　9

と
動機づけ　17, 104
頭頂葉　15, 31
頭頂連合野　25, 49

な・に・ね
内側辺縁系　53
2v 野　27
二次元脳電図計　74
音色　28

の
脳幹　3, 5, 19
脳幹網様体　7
脳機械介在装置　97
脳死　11
脳神経外科学　1
脳神経内科学　1
脳内記憶機構　63
脳の機能　4
脳由来神経栄養因子　67
脳梁　47
能力障害　89

は
半規管　26
反響回路　66
半交叉　28, 31
反射　6
半側空間無視　82
反応　6

ひ

非利き手の失行　47
皮質野　3
左半側の空間無視　80
腓腹筋　19
表意文字　50
表音文字　50
表出脳　16, 35, 49, 50
標準失語症検査　78
ヒラメ筋　19
非流暢性失語　50
頻回刺激　65

ふ

フィードフォーワード制御
　（系）　37
不帰の点　11
物体識別　31
物体認知　33
物品の強制使用　41, 42
ブローカ野　3, 50

へ

平衡感覚　26
平衡感覚皮質　49
閉鎖回路
　——, Papezの　53
　——, Yakovlevの　53
辺縁脳　16

ほ

忘却　67
忘却曲線　102
方向感覚　79
傍矢状洞髄膜腫　42
歩行　19
保持　55
保続　41, 42, 61
補足運動野　36, 41, 50

む

無言症　41, 42
矛盾性歩行　42

も

網膜　31
問題解決能力　109, 113

ゆ・よ

優位半球　73
指鼻試験　45
陽電子放射断層撮影　74

り

理学療法　90, 91
理学療法士　90
立体覚消失　23
立体認知　23
立体認知不能　23
リハビリテーション　89
流暢性失語　50

る・れ・わ

類似問題　78
劣位半球　73, 79
ワークショップ形式　106

欧文

A

action potential　63
apoptosis　68
apraxia of the minor hand　48
ascending reticular
　activating system　3
astereognosis　23
auditory cortex　7
automatic motor system　45
axon　63
axon terminals　67

B

basal ganglia(BG)　37
basolateral limbic system　53
brain-derived neurotrophic
　factor(BDNF)　67
brain machine interface
　（BMI）　97
brainstem　3
brainstem reticular
　formation　7
Broca area　3
Brodmann　20
　——の脳地図　20

C

central sulcus　15
cerebellum　5
cerebrum　5
chemical transmission　65
cholinergic neuron　67
cingulate gyrus　36
cochlea　26
cochlear nerve　26
compulsive manipulation of
　tools　42
conjugate deviation of eyes　50
constructive apraxia　80
corpus callosum　47
cortical areas　3
craniopharyngioma　62

D

decerebrate rigidity　9
decomposition of
　movements　47
deep brain stimulation
　（DBS）　85
dendrite　63
digit learning　59
digit span　59
disability　89
dominant hemisphere　73

E

expressive brain　16
externally guided
　movements　38

F

feedback control　37
feedforward control　37
　　── system　37
frontal lobe　35
functional magnetic
　resonance imaging(fMRI)
　　　　　　　　　20, 26

G

gastrocnemius muscle　19
Glasgow Coma Scale(GCS)
　　　　　　　　　　6
glutaminergic neuron　67

H

handicap　89
high frequency repetitive
　stimulation　65
hippocampus　3
HM 氏　57
hybrid assisted limb(HAL)
　　　　　　　　　　97
hypermetria　37
hypometria　37

I・J

ideation center　25
immediate recall　57
impairment　89
intermediate memory　57
Japan Coma Scale(JCS)　6

L

laterality　73
left-right disorientation　78
lens　31
limbic brain　16
long-term depression　66
long-term memory　57
long-term potentiation　66

M

medial limbic system　53

medulla oblongata　15
memorization　55
memory-guided automatic
　movements　37
midbrain　15
Midline Neurology　85
Milner　57
motivation　17, 104
motor area　3, 35
motor cortex　35
motor neglect　42
Music Therapist　90
Music Therapy(MT)　90, 93
Musicokinetic Therapist　91
Musicokinetic Therapy
　(MKT)　90, 94
mutism　42

N

nerve growth factor(NGF)
　　　　　　　　　　67
nerve impulse　7
neural network　37
Neurology　1
neuron　63
Neuropsychology　3
Neurosciences　2
Neurosurgery　1
neurotransmitter　65
neurotrophic factor(NTF)
　　　　　　　　　　67
non-dominant hemisphere
　　　　　　　　　　73

O

object recognition　31
Occupational Therapist　90
Occupational Therapy(OT)
　　　　　　　　　90, 91
optic chiasm　31
optic fascicle　31
optic nerve　31
optic tract　31

P

Pallis の理論　11
Papez の閉鎖回路　53
paradoxical gait　42
parasagittal meningioma
　　　　　　　　　　42
paravermian area　37
Penfield　3, 57
perception　6
perseveration　42
Physical Therapist　90
Physical Therapy(PT)
　　　　　　　　　90, 91
point of no return　11
pons　15
positron emission
　tomography(PET)　74
postcentral gyrus　23
post-tetanic depression　66
post-tetanic potentiation
　(PTP)　65
precentral gyrus　35
prefrontal area　50
premotor area　36
Psychology　1
Psychophysiology　5
pulvinar　22

R

recall　55
receptor　7
reflex　6
response　6
Restorative Neurology　98
retention　55
reticular nuclei　22
retina　31
reverberating circuits　66

S

semicircular ducts　26
sensation　6
sensory areas　3
sensory integrative brain　16

single photon emission computed tomography (SPECT) 74
soleus muscle 19
soma 63
somatosensory association area 24
somatosensory cortex 7
somatotopic topography 23
somatotopy 23
spatial recognition 31
Speech Therapist 90
Speech Therapy(ST) 90, 92
spinal cord 5

standard language test of aphasia(SLTA) 78
stereoagnosis 23
stereognosis 23
stereotactic neurosurgery 98
stereotactic thalamotomy 98
stretch reflex 19
supplementary motor area 36
sylvian fissure 15
synapse 65

T
Taxonomy 113

thalamus 22
transplantation 99

V
ventrolateral nucleus(VL核) 37
vestibular nerve 26
vestibulum 26
visual cortex 7
voluntary motor system 45
VPI核 27

W・Y
Wernicke area 3
working memory 51
Yakovlevの閉鎖回路 53